LIBERAL
ARTS

ものがたりで考える

医師のための
リベラルアーツ

著 **湯浅正太** 亀田総合病院小児科部長

MEDICAL VIEW

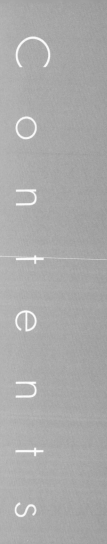

Contents

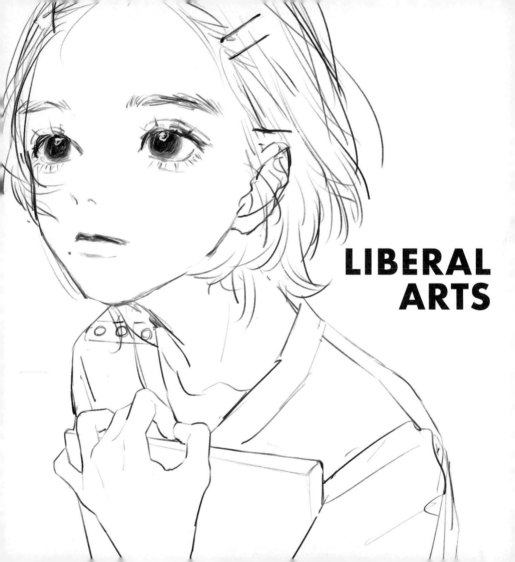

LIBERAL
ARTS

chapter

1

医師として働く、
ということ

医学部を卒業して、医師になったばかりのわたし。
あの頃は、毎日を過ごすことに必死だった。

同僚
> おはよう、**先生。**
> さっきから何度も呼んでるんだから、返事ぐらいしてよ。

自分
> あ、ゴメン。
> だって、医師になったばかりでしょ。
> まだ『先生』っていう言葉に慣れなくて・・。

同僚
> 『先生』って言葉にも、**そのうち慣れるよ。**

自分
> なんだか恥ずかしいよね。
> 何もできないのに、『先生』なんて。

同僚
> ハハハ、考え過ぎだよ。
> 色んな人から『先生』って言われるようになって、
> 医師になったって感じがするじゃない。

自分
> そうかなあ・・。
> 『先生』なんて呼んでもらわなくても、全然構わないけど。

そんな会話をしたあの頃が懐かしい。

医学部を卒業したばかりの自分が、突然「先生」になった。
それまでは、机の上で勉強していればよかった。

そんな自分が医師になって働き始めると、
病院の中の出来事は、チンプンカンプン。
カルテの書き方もわからなければ、どんな薬を処方すればいいかもわからない。
すべて教えてもらわなければ、何もわからなかった。

だから、
「先生」って声をかけてもらう度に、
何もできない自分を感じていたのを思い出す。

「先生」って呼んでくれるのは、患者さんだけじゃない。
自分よりも経験が豊富な他の職種の人たちも、「先生」って呼んでくれたの。

その度に、
皆さんの方が先生ですよ・・。
そうやって、申し訳なく、病棟の椅子にポツンと座ってた。

何年経ったら、この「先生」に慣れるんだろう。
そう思いながら、色々な経験を積んだ。

何度も失敗をして、
何度も反省をして、
たくさんのことを学ばせてもらった。

そうやって成長させてもらった自分。
ようやく「先生」って言葉にも、慣れた？
ようやく自分は、「先生」にふさわしい医師になれたのかな？

　　　　あっちからも、こっちからも、先生

どうだろう・・。

医療を経験すればするほど、
自分一人の力じゃ、何もできないことがわかっていった。
たくさんの医療者の一人として、みんなと協力して患者さんに向き合う。
それが、医療。
そういうことがわかるようになったの。

「先生」って言葉は、
患者さんへの表向きの表現なのかもしれない。

そこに自惚れて、
「先生」って呼ばれた医師だけが得をするとしたら、
それこそ申し訳ない。

だって、医師にできることなんて、わずかだから。
そういうことがわかるようになった。

看護師　『先生』、ボーっとしてないで。
次の患者さんが待ってますよ。

はい。ありがとうございます。　自分

そうやって感謝しながら、今日も患者さんに向き合うわたし。

あっちからも、こっちからも、先生

医学部を卒業して、医師として働くようになり、最初に違和感を感じるのが、「先生」と呼ばれることかもしれません。今までは学生として教えてもらう側だった君たちが、医師として患者さんにアドバイスをする側になるのです。

若い医師のなかには、「先生」と呼ばれ、勘違いをしてしまう人がいます。傲慢に振る舞ってしまう若い医師もいるものです。

でも、当然、最初は何もできません。そこで無理をする必要はありません。「先生」と呼ばれるのは、あくまで習慣です。偉くなったわけでもなければ、知識がついたわけでもありません。

若い医師にわからないことが多いのを、周りの医療者は皆知っています。わからないことは恥ではないのです。むしろ、わからないことを相談できないことの方が恥ずかしいのです。

十分に理解もせずに行ってしまった医療により、困る人は誰でしょう。それは、患者さんです。救いたいはずの患者さんが、痛い思いをすることは避けたいものです。

「先生」と呼ばれることにも慣れてくると、様々な書類にサインをする機会が増えてきます。医師として患者さんの状態を証明するために、数多くの書類にサインをするようになるのです。

診断書やあらゆる書類にサインをして、医師として責任をもって患者さんの状態を証明するのです。そこで、医師としての責任の重さを感じるようになります。そうやって徐々に、医師の判断には、社会的責任が伴うことを実感するようになるのです。

そんな色々な経験を重ねて、医療における医師の立ち位置を理解できるようになると、「先生」と呼ばれることに申し訳なさを感じるようになります。それは、医師だけでは成り立たない医療の世界を理解できるようになるためです。

一人の患者さんを救うために、医師、看護師、薬剤師、事務員など、様々な職種の人たちが関わります。経験を積めば積むほど、医師一人では何もできないことを痛感させられるのです。

そうなると、医師が他職種から「先生」と呼ばれることに申し訳なさを感じるようになる。医師が先生であれば、医療スタッフ全員が「先生」。そうなると、「先生」という言葉は必要か？　と疑問に思うことさえあるかもしれません。

君には、「先生」という言葉が似合う日が必ずやってきます。でもその頃には、君は「先生」という言葉に魅力を感じなくなっているでしょう。ただただ、周りの医療者に感謝する。そんな日がやってくるはずです。

明日に生かせる
ヒント

「先生」という言葉は、お気になさらず
社会的責任があるからこそ、「先生」
医療は、医師だけでは成り立たない

上司　おはよう。

おはようございます。　自分

上司　先生は、いつも笑顔で挨拶をしてくれるんだよね。
嬉しいよ。

初めてそんなことを言われました。　自分

上司　お母さんやお父さんが教えてくれたんだろうね。

どうですかねえ、全く覚えていないですけど(笑)　自分

上司　そうだよね。
でも、たぶんご家庭の影響なんだろうな。

挨拶って、礼儀あるいは作法として大事とは思いますけど、
そんなに大事ですか？　自分

上司　**ものすごく大事だよ。**
キミが挨拶を通じて得ているものや与えているものは、
とても大きいんだよ。
挨拶は医療にも大きく影響するんだ。

医療に影響ですか？　自分

上司　そう。
例えば、笑顔で挨拶をすることで、
あなたを見ていますよと相手に伝えられる。
挨拶にはメッセージの役割があるんだよ。

人は、見てもらいたい、関心をもってもらいたいという欲求をもっている。
挨拶されることで、人の欲求が満たされていくんだ。
人の欲求を満たすということは、その人に元気を与えられるということ。
そうやって、人と人とがお互いにつながるんだよ。

挨拶をすることで、人と人がつながるってことですか。　自分

上司　そう、挨拶で人とのつながりを作るということは、
チーム医療にとっては欠かせないことなんだ。
医療だけじゃない、社会で働くということは、
他人とともに生きていくということだろう。
**だから、人とのつながりを作る挨拶は、社会人には
欠かせないんだよ。**

挨拶は社会人のマナーなんて言われたりしますけど、
そういうことなんですね。　自分

上司　マナーとしてだけで理解するよりも、
挨拶の本質を理解する方が大切だね。

挨拶の効果は、それだけじゃないんだ。

医師である前に

上司

キミは医師として、患者さんに会うだろう。
短い時間でも、患者さんにそっと笑顔で挨拶する。
そうすることで、患者さんにも元気を与えられる。

医療は患者さんの心身を治すところだろう。
**だからこそ、
患者さんの不安を和らげる挨拶は、
医療現場ではとても大事なのさ。**

患者さんの不安を軽減することで、
医療者と患者さんがお互いに協力して治療にあたる関係ができてくる。
それは治療を成功するうえで大事なことなんだ。

だから先生は、患者さんに挨拶することを欠かさないんですね。　自分

上司

気づいてくれて、ありがとう。

挨拶の大切さを後輩に教えることは、
社会で働く先輩としての義務だと思うんだ。
お説教っぽく聞こえてしまうかもしれないけれど、
キミたちのようにこれから社会で頑張ろうとする人たちが
社会で活躍できるように、
一人でも多くの患者さんの心を幸せにできるように、
伝えていかなきゃならないと思うんだ。

社会人として働くうちにわかってきた。
挨拶のような小さな習慣が、
自分にも、社会にも、大きな効果を発揮する。

医師である前に

君は、挨拶をしますか？　おはようございます。こんにちは。さようなら。この何気ない挨拶は、挨拶をする人にも、挨拶をされる人にも、大きな力を与えるというお話をしたいと思います。

僕は朝出勤するといつも、数人の清掃員の方とすれ違います。いつも「（お掃除）ありがとうございます」「おはようございます」とお互いに挨拶を交わします。それが僕の日課です。そうやって社会人として頑張る勇気をもらいながら病棟に向かいます。

病棟でも挨拶をします。看護師さんと挨拶を交わして、元気をもらって、元気を与えます。挨拶の後には病棟の様子をうかがいながら、チームとして働くことを意識します。そして患者さんとも挨拶を交わします。患者さんの声のトーンでその日の様子がわかります。患者さんの元気がなければ、そうっと優しい挨拶で穏やかに元気を注ぎます。医師として、社会人として生活していると、挨拶は色々なところで活躍しています。

そんな僕にとって気になるのは、挨拶がない医師です。なかにはズボンのポケットに手を突っ込んだまま、挨拶もせずに病院の廊下の真ん中を堂々と歩く医師がい

ます。そういう医師を見ると、医師になるまでにどんな教育を施してもらったんだろうと考えてしまいます。医師になるまでは勉強が優先されてきたのかもしれません。挨拶ができなくても、テストでいい点数をとれば、とりあえず良かったのかもしれません。でも医師として社会で働くうえで、挨拶ができないことによる弊害は大きいでしょう。それは、挨拶には様々な力があるからです。

君は医師として多くの医療者とともに働きます。挨拶を通じて気持ちを交わしながら、お互いに協力してチームとして患者さんを救おうとするでしょう。お互いに気持ちよく挨拶をすることで、患者さんの情報の受け渡しもスムーズに行うことができるようになります。そうやって、人と人とをつなげる挨拶の力を感じるでしょう。

君は医師として患者さんに会います。患者さんは不安を抱えているものです。病気に対する不安。あるいは、医師は自分の気持ちを理解してくれるかという不安。君の目の前にいる患者さんは、そんな様々な不安を抱えているのです。そんな時に君が笑顔で患者さんに挨拶ができれば、患者さんに安心感が生まれスムーズに患者医師関係を築けるようになるのです。そうやって、安心感を与える挨拶の力も感じるでしょう。

このように日常生活の小さな習慣である挨拶には、様々な大きな力があります。そのような力があるからこそ、文化のなかで習慣化されるほど根付いているのです。ぜひ挨拶を単なる礼儀としてだけでとらえるのではなく、様々な力を備えるものと理解してください。社会生活を送るうえで、医師である前に、一社会人としての挨拶習慣を身につけてみてください。

明日に生かせるヒント

挨拶しよう

挨拶には、力がある

挨拶の習慣化にはそれなりの意味がある

同僚
今日は、患者さんの治療方針を決めるカンファレンスだったっけ？
どうだった？ 方針はうまく決まった？

一歩前進、っていう感じかな。 自分

同僚
なんだか歯切れが悪いね。
どうしたの？

カンファレンスでは、みんな、いろんな意見を出すけど、
どれが正しいんだろうって。
結局、今日は結論を出せずに、次回決めることになったの。 自分

同僚
そういうこと、あるよね。
そういう時に、**面白いぐらい、センスのある / なしが
ハッキリわかるよね。**

自分にも、そんなセンスが欲しいよ。
どうやったら、そんなセンスが手に入るんだろう・・。 自分

本当にそう。
センスがいい答えと、センスが悪い答え。
その違いはなんだろう・・。

同僚

あ、もうこんな時間。
患者さんのベッドサイドに行かないと。
じゃあね。

自分

キミって、この時間になると、いつも患者さんのところに行くよね。

同僚

そうやって、**患者さんのことを理解したいの。**
患者さんのことを、自分の感覚に馴染ませるみたいな感じかな。
患者さんの病状はもちろんだけど、
点滴の確保のしやすさとか、患者さんごとにクセがあるでしょ。
そういうことをわかりたいの。

自分

へぇ、そういうものかな。考えたこともなかった。

あれから10年が経った。

今ではキミは、なんでもスイスイこなしちゃう。
決断も早ければ、結果も出す。

それはすべて、あのころのキミの姿勢にあったんだ。
そのことを、10年経ってようやくわかったわたし。

11

導き出した答えが、
いつもうまくいく医師と、
いつもうまくいかない医師。
確かに、そうやって分かれる。

医学的な知識は確かに大切。
それがないと、病気はよくならない。

でも、
わたしたちが向き合うのは、人。
病気を患った人を相手にしている。

人を見ずに、
病気だけを見ていたら、
正しい答えなんて見つからない。

そう、
病気をよくするだけが医療じゃない。

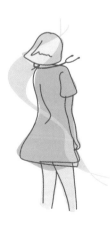

患者さんを理解しようとしていた、あの頃のキミには、
そのことが見えていたんだろう。

そう思いながら、今日もわたしはベッドサイドに足を運ぶ。

正解のない問い

これまで学校で解いてきた問題には正解がありました。その答えを導き出す方法を学び、似たような問題にも対応できるように頭を鍛えてきたかもしれません。

でも、実際の社会では、正解がある問題ばかりではありません。むしろ、正解がない問題の方が多いかもしれない。
医療の世界も、それは例外ではありません。
しかも、そこには瞬発力も必要です。医療現場は、常に答えのない問いの連続です。限られた時間で最善の成果を出すことが求められるのです。

このような、答えのないところに、瞬発力をもって、答えを導き出す能力。センスといってもいいかもしれません。そのセンスをそれぞれの医師がどれだけ備えているかは、一目瞭然です。
あの先生は臨床的なセンスがいい。そんな医師が必ずいます。

では、臨床現場でセンスがいい答えを導き出すために必要なことはなんでしょう？
その一つは、患者さん中心に医療を考える態度です。臨床現場では、患者さんを中心に熟慮した答えが求められます。それは当然です。患者さんを救うための医療ですから。

患者さんが納得できる医療を提供できるか。そうやって患者さんのことを思いながら、医療技術の観点から実現可能なことか、倫理的に許されるものなのかなど、色々なことに考えを巡らせます。
逆に、患者さんへ配慮できていない考えは、いつかどこかでボロが出てしまいます。そういうものです。

臨床現場でセンスがいい答えを導き出すために必要なことが、ほかにもあります。
それは、多くの経験を積むために、現場に足を運ぶということです。

現場から逃げずにしぶとく臨床経験を積めば、それは一生、医師としての君を支えます。

一人で対応できる臨床能力が備わっていることで、精神的に乱れることなく現場で働くことができるようになります。適度な緊張感と心の余裕を保ちながら、医師としてのステージを上がっていくことができるのです。

一方、現場から逃げてばかりいると、いつまで経っても臨床能力が育ちません。そればかりか、いつまで経っても不安がつきまといます。
同期の医師が独り立ちする時期になっても、自信がなく不安がつきまといます。なかには、精神的に病んでしまう人もいます。そうなって初めて、もっと経験を積んでおけばよかったと後悔するものです。

君の才能を生かすために、ぜひ、そのセンスを磨いてみてください。センスのいい医師は、必ず患者さんのそばにいます。

明日に生かせるヒント

患者さん中心に医療を考える
現場から逃げずに、現場に足を運ぶ
その癖は、君の医師としての人生を支える

生まれて生きることで、
幸せの機会を得る。

色々な不安や悲しみのなかにも、
一瞬の幸せがあるもの。

その一瞬を重ねるうちに、
人生を生き抜く勇気を得る。

そうやって次第に
人生の意味を見出そうとする。

いつしか自分の人生を振り返り、
新しい命に託すことを考える。

そして、
命は必ず終わりを迎える。

どんなに名声を得た人でも。
どんなにお金持ちの人でも。
どんなに威勢のいい人でも。

最期はみな、すうっと命を終える。

命とは、そういうもの。

そうした命のはかなさを知るからこそ、
今を懸命に生きる命に気づく。

命が誕生する時。
命が病と戦う時。
懸命に生きようとする命。

そういった命に気づくからこそ、
生まれる命を真剣に考える。

命を誕生させるということは、
幸せを与える責任をもつということ。

平等ではない社会のなかで、
なおざりに扱われてしまう命もある。
どんな命にも幸せを感じてもらいたい。
でも、
それが叶わない現実を知る。

そうやって、人の幸せに向き合うわたし。
生まれてきた命には幸せを与えたい。
幸せを感じてもらいたい。

幸せを与えられない人生を、
身勝手に作るべきじゃない。
それが大人としての責任。

報われる瞬間

そうやって、
医師として命を真剣に考えるわたし。

命と真剣に向き合うと、
様々な幸せに気づく。
そうした時に、
医師としての自分が報われる。

キミが医師となり知る
人として「生きる」ということ。

「生きる」からには、幸せになりたい。
そう思っていたキミも、少しずつ変わっていく。

色々な経験を積んで、キミの心に余裕が生まれた時、
キミの心が変わるはず。

「生きる」からには、幸せを与えたい。
そう変わるはず。

そうやって医師は報われる。

そういうもの。

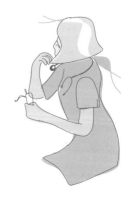

報われる瞬間

患者さんを救いたい。そう思い医師になった君も、働き始めて間もない頃には目の前のことを一つひとつこなしていくことで必死かもしれない。そんな時には、患者さんのことを思う余裕はまだないかもしれません。

ようやく仕事にも慣れてくると、君に気持ちの余裕が生まれ、患者さんを救いたいという気持ちにあらためて向き合えるようになるでしょう。でもそこでは、患者さんの不安との戦いが待っています。

人は不安を抱くことで感情をうまく伝えられないものです。患者さんは病気を抱えることで、不安を抱きます。すると、君に不安な感情をぶつけてしまうこともあるでしょう。それを当たり前のこととしてやり過ごせるまでには、医師としての経験が必要です。

経験を積むと、患者さんの不安に向き合えるようになります。患者さんは不安で当たり前。感情をコントロールできないのは、不安を抱いているから。そうやって人の弱さを知るのです。

そして次第に患者さんを純粋に助けたいと思えるようになった時、君は人の人生を考えるようになるでしょう。医師として生きるということは、人の人生の一端を垣間見るということです。たくさんの人の人生に携わるということです。これまでの自分の人生だけでは遠く考え及ばなかった、人として生きることを深く考える機会を得るでしょう。

人生には様々なステージがあります。生まれる、親になる、親しい人を亡くす、病気を患う。そこでは、感情が大きく揺れ動くことも少なくありません。喜びや悲しみといった感情の波のなかで、幸せとは何かを考えます。

そして人生には必ず終わりがあることに、改めて想いを巡らすようになります。いつかは命が尽きるとわかっていながら、懸命に生きようとする姿に、人生の意味とは何かと考えるでしょう。そうやって、命の尊さに思いを馳せ、さらに人が生きることを真剣に考えます。

生きることを真剣に考えた時、命をなおざりにする社会に歯がゆさを感じることもあります。そういった経験を通して、懸命に生きる命に幸せを与える責任を感じるようになるのです。そうやって君は、医師として、人として成長していきます。

すると、自分の幸せを追求していた君も、いつしか他人の幸せを追求するようになります。患者さんの笑顔を見るたびに報われる自分に気づきます。そうやって、患者さんに学ばせていただきながら、自分が救われていたことにようやく気づくのです。

明日に生かせるヒント

患者さんは、色々な人生を教えてくれる

君にとって、生きるとは何でしょう

医師は患者さんによって救われる

医療現場で働くようになって、
毎日新しい出来事ばかり。

周りの同僚は、次から次へと仕事を覚えていく。
それに引き換え、
一つひとつの物事を覚えるのに時間がかかるわたし。

ああ、イヤになっちゃう・・。

上司　先生この手技は、もう覚えたかな？

あ・・はい・・一応・・　自分

上司　そうか、じゃあ手技の手順を説明してみてくれるかい？

え〜と・・まずこうして道具をもって・・　自分

上司　そうだね、頑張ってるね。
ただ、もう少し手技を見てもらう必要があるみたいだね。

はい・・。
なかなか覚えられなくて。　自分

上司　いいんだよ。
みんな最初は、わからないことだらけなんだから。

そうですか・・。　自分

上司
> そうだよ。
> 逆にね、
> 『なんでもできます』って自信たっぷりの若い先生の方が、
> 心配になってしまうよ。

> 『自信があってすごいなあ』って思っちゃいますけど・・。

自分

上司
> 最初からなんでもうまくできる人はいないよ。
> わからないところがあったら、
> **素直に『わかりません』でいいんだよ。**

そうやって、教えてもらった。
わからないことを、わからないと言えること。
それは、医師にとってとても大事なことだった。
経験を積めば積むほど、それがわかっていった。

わからないと言えることで、
正しい知識を教えてもらえる。

それだけじゃなかった。
その先生は、こんなことを教えてくれた。

上司
> わからないことは、恥ではないんだよ。
> **わからないことを、わからないと言えない方が、**
> **よっぽど恥ずかしいんだ。**

19

上司

若い先生ほど、患者さんに対して見栄を張って頑張ろうとする。
わからないことがあっても、自分を偽ろうとしてしまう。

でも、
わからないかどうか、わからない。
そういうあやふやな状態ほど、不安が生まれやすいのさ。

患者さんが不安になると、医療がうまくいかなくなる。
それは、医療者の間でもいえること。
医療者同士の信頼関係も築けなくなってしまうのさ。

逆に、わからないと言えることで、
『この先生は、偽りなくしっかりと伝えてくれる先生なんだ』
そうやって、みんなが安心できるようになるんだよ。

今はまだわからないかもしれないけど、
経験を積めば、そのことがきっとわかってくるさ。

色々な経験を積んだ今、確かにそう思う。

自分を偽ることなく、相手に伝えられること。
それはあらゆる人との関係を築くうえで、とても大事なことだった。

そして、
どんな「わからない」ことも、臨床経験を積むことで「わかる」に変わる。
すると、「わからなかった」ことは、
偽るほどのものでもなかったってことに気づくもの。

わからないことは、恥か

医師として働くと、新しい物事と遭遇することの連続です。どんなに経験を積んでも、次から次へと新しい知識が必要になります。それが医学の世界です。ただ、新しい知識を詰め込むのに忙しいのは、やはり医師になったばかりの頃でしょう。次から次へと新しい出来事がやってきて、色々な人から教えてもらいながら学んでいくのです。

新しい物事に遭遇した時にはぜひ、「わからない」ということを恥とは思わないでください。逆に「わからない」と言えないことの方が恥ずかしい。そう思ってください。それは、「わからない」と言えることは君を助けるだけでなく、患者さんを救うからです。つまり、「わからない」と言えることは、医師としての責任なのです。

医療はチームプレイです。チームプレイは、メンバーへの信頼の上に成り立っています。それぞれのメンバーがどんな性格をもっていて、困った時にはきちんと周りに助けを求められる人なのかということを、チームのみんなは気にしています。そして、自分を偽らないことは、チームのメンバーへの信頼につながります。

経験のある医師ほど、そのことを気にします。若いうちから自信がたっぷりの医師がいれば、上司は、その自信が実際の診療の結果に見合うものかを気にします。それは、自分を偽り「わからない」なかで行われる医療ほど怖いものはないからです。患者さんに不都合が生じてしまうからです。逆に、「わからない」と言える医師については、できる医療の範囲が明確になり、その範囲内で安心して物事を任せられるのです。

君の目の前にある「わからない」こと。「わからない」から大変に思うその気持ちは、あと何年かすれば、「なんだこんな簡単なことだったのか」という思いに変わります。つまり「わからない」ことを明確にして学ぶことで、早々にそのことは解決します。そんなものです。

でも、「わからない」と言えなければ、問題の解決は先延ばしになってしまいます。そして自分を偽ることにより、さらに偽りが増え新たな問題を生みます。「わからない」と言えないことは、その後も君の足を引っ張るでしょう。そういうものです。

「わからない」と言える医師の医療を見てみてください。おそらく医療者とも、患者さんとも良好な関係を築けていると思います。その医師が「わからない」と言えることにより、その医師のわかる範囲が明確になり、信頼関係が構築できている証拠です。

医療における信頼を獲得するために、「わからない」ことを恥には思わないでください。お願いします。

明日に生かせるヒント

「わからない」ことは恥ではない
「わからない」がつくる、信頼関係
「わからない」と言えないことが問題

上司　今日のプレゼン、どうだった？

自分　鑑別疾患を質問されても、あまり答えられなくて・・。

上司　これから色々な経験をすれば、先生なら大丈夫だよ。
先生は、患者さんの様子を質問されていた時に、答えられて
いたでしょう。
あれは、とても素晴らしいことだよ。

自分　そうですか・・。
患者さんを知ろうと思ってベッドサイドに足を運ぶんですが、
まだ要領を得なくて・・。
何を知るべきなのか、あまりよくわかっていないんです。

上司　最初は、自分の診察に自信がないものだよ。
上司の診察も見ながら、自分の診察の所見の答え合わせをする。
この病気では、こういった症状の変化を知ることが大事。
そうやってキミも経験を積めば、
短い時間で要領のいい診察ができるようになるよ。

自分　頑張ります。

上司　先生のプレゼンを聞いていて、
上の先生はこう思ったと思うよ。
『この先生は患者さんと向き合える医師なんだ』ってね。

自分　患者さんと向き合う・・ですか？

上司
そう。
医学の教科書ばかりじゃなくて、
タブレット端末でもなくて、
患者さんと向き合っているっていうこと。

昔と違って、今はすぐに情報が手に入るようになった。
鑑別疾患もサクサク検索できて便利だよね。
AIの技術を使って、これからますます便利になるだろうね。

先日、医学情報の検索について、レクチャーを受けました。
短時間で素早く、自分の求める情報にたどり着くためのレクチャーです。
自分

上司
そのスキルは臨床現場ではとても大事だね。
でもね、キミにもっと大事なことがあるんだ。
それは、**患者さんの思いを知ることだよ。**

患者さんの思いですか。
自分

上司
そう。
同じ疾患であっても、
その疾患にかかる患者さんは、一人ひとり違う個性を持っているだろう。

そうですね、一人ひとり違います。
体格も違えば、年齢も違う。
性格も、考えも、違いますね。
自分

23 　　　　　　　　　AIではなく、人間だからこそ

上司

一人ひとりの患者さんの思いに触れることで、キミの倫理観が育つのさ。
AIが知識を提供してくれるこれからの時代には、
人間にしかできないことが求められるようになるよ。
それが倫理観だよ。

倫理観ですか？　自分

上司

そう。
患者さんへの医療を考える時には、
エビデンスに基づいた医学的に正しい知識のほかに、
患者さんの思い、家族の思い、医療者の思いなんかを考慮する
必要がある。
キミの倫理観をもとに、そういう物事を総合的に考慮して、
患者さんにとってのいい医療を探していくのさ。

キミの前にいるのは患者さんという人間なんだ。
教科書やタブレット端末を見ていただけではわからない、
一人ひとり異なる思いをもつ人間なんだよ。

あの頃のわたしにはわからなかったけど、
様々な医師を指導する立場になって、こう感じることが出てきた。

？　それ、患者さんの思いにそった医療じゃないけど・・
平気でそれがいいと言えてしまうんだ・・この先生は・・。
患者さんに申し訳ない・・。

あの頃教えてもらったことはこういうことなんだって、
ようやくわかるようになったわたし。

AIではなく、人間だからこそ

人工知能（artificial intelligence；AI（エーアイ））は、わたしたちの生活を便利にしてくれます。お掃除ロボットや自動運転のシステムなど、様々な生活場面にAIが登場するようになりました。

医療の分野でもAIが活躍するでしょう。症状を伝えれば、鑑別診断が自動的に挙がり、素早く病気の診断が行える。あるいは、患者さんの体を撮影すると、その画像を自動的に分析して、その体の特徴にあった疾患を提示してくれる。そんなことが可能になるでしょう。

ではそんな時代に、医師がAIのようなロボットではなく、人間でなければならない理由はなんでしょう。それは、倫理観にあると思います。患者さんの思い、ご家族の思い、医療者の思い、そして社会的な事情。そういったことを総合的に考慮して解決策を見出す倫理観を備えているところにこそ、医師が人間でなければならない理由があります。

これからの時代、AIの技術が進めば進むほど、人には人間らしさが求められるでしょう。その代表が倫理観です。ではその倫理観はどうやって学べばよいでしょうか。倫理に関する本をいっぱい読むことでしょうか。たしかに本は素晴らしいツールです。本には様々な叡智が詰まっています。本を読むことで、様々な人の経験に触れることができ、あたかも自分が経験したかのように疑似体験できる面もあります。

でも、もっと大切なことがあります。それは人に向き合うことです。特に医療者は、読書では経験できない、臨床現場の患者さんの感情やその場の空気を理解できなくては、臨床現場で役立つ倫理観は備わらないのです。僕はこれまでに、患者さんから学ぶのではなく、本から学ぼうとする医師を多く目にしてきました。そういう医師は、病気はわかっても、患者さんの心を理解していないものです。

同じ病気をもっていても、その病気をもつ患者さんは性格も人生経験も異なる人間です。君が向き合うべきなのは、病気である前に、患者さんという一人の人間なのです。その人間としての患者さんに向き合おうとしない医師は、おそらくAIが使われる時代には役に立ちません。本で得られる知識という面を重視するのであれば、AIには敵わないからです。わたしたち人間が医師である価値は、倫理観という人間らしさをもって、患者さんの思いを汲み取れるところにこそあります。

倫理観を備えた医師の周りには、患者さんの笑顔が溢れています。その倫理観は、生涯、君自身を助けます。その倫理観を育てるために、患者さんと向き合い、ぜひ色々な経験を積んでください。

明日に生かせるヒント

AIが当たり前の時代にこそ、人間らしさを追求しよう
倫理観は、患者さんを救い、君も救う
患者さんに向き合おう

今日も電子カルテに向かい仕事をするわたし。
カルテのアイコンをクリック。
入院患者リストから担当患者さんをクリック。
バイタルの表をチェックして、
看護師さんの記録もチェックする。

そうやって、パソコンの操作から始まるわたしの一日。
そんなわたしの会話はいつも、電子カルテのパソコンを向いていた。

看護師さん
先生、薬が足りなかったので、処方をお願いします。

はい、わかりました。
処方をDOして出しておきます。
自分

看護師さん
先生、指示簿のココの指示、消しておいてください。

はい、わかりました。
カルテ端末が空いたら、やっておきます。
自分

そうやって、患者さんじゃなくて、パソコンと仲良くなっていったわたし。

それはまだ自分に自信がなかったから。
だって、経験もないし、何が正解で、何が誤りか、そんなことも判断できなかった。
患者さんに質問されても、答えられない。
だから、患者さんを診る勇気がわかなかったの。

でも本当は、
パソコンとばかり仲良くなるわたしを、恥ずかしく思っていたの。
わたしが想像していたのは、患者さんと向き合うわたし。
胸を張って病院の廊下を歩くわたしを想像していたの。

そんなあの頃、先生が声をかけてくれたの。

上司 今日の患者さんの様子、どうだった？

え〜と・・、朝のバイタルは・・、
経過記録を見る限りではあまり変わりないみたいです・・。 自分

上司 教えてくれてありがとう。
カルテチェックも大変だよね。

なかなか慣れなくて・・ 自分

上司 患者さんのところへは診察に行った？

実はまだ行けていなくって・・。 自分

上司 そうか、じゃあ、一緒に回診に行こう。

その先生は、いつも堂々としていた。
笑顔があって、でも少し緊張感もあるって感じ。

27　　パソコンを相手にするか、人を相手にするか

上司

おはようございます。
朝の回診に来ました。
診察させていただいても、よろしいですか？

その先生は、いつも患者さん目線だった。

上司　調子はどうですか？

そうね、入院した時に比べたらずいぶん楽になったわ。　患者さん

上司　それはよかったです。

そんな会話を聞いている自分もなんだかホッとする。
あの不思議な感覚。
パソコンでは覗けない風景がそこにはあった。

上司

色々な経験を積むと、わかってくるよ。
カルテを何時間も見るよりも、
患者さんをひと目みることの方が、
ずっと価値があるって。
大丈夫。
焦らず、一つひとつこなしていこう。

先生は、わたしのことをお見通し。
でもなんだか嬉しかった。

そして10年経った今、こうしてわたしがある。

じゃあ、回診に行こう。　自分

パソコンを相手にするか、人を相手にするか

医療現場では、電子カルテによる仕事がたくさんあります。そのパソコンに向かう作業が想像していた以上に多いことに、君も驚くかもしれません。カルテを書くことはもちろん、薬を処方すること、様々な指示から書類の作成まで、電子カルテを操作する業務が山のようにあるのです。

医師になったばかりの頃は、そういった業務を覚えることで精一杯かもしれません。ですから一つ一つ焦らず業務を覚えていってください。業務に慣れてストレスを減らすことは、医療ミスの防止にもつながります。そして業務に慣れてきたら、君らしさを少しずつ医療現場で発揮してもらえたらと思うのです。

そんな君らしさを最も生かしてもらいたいところは、どんな場面でしょう。それは、患者さんと接する場面です。患者さんに直接会って話す。患者さんを直接診察する。そういった場面で、ぜひ君らしさを発揮してもらいたいのです。そしてそういった場面にこそ、患者さんに関する最も信頼できる情報があるはずです。

医療現場での経験を積むとわかってくることがあります。それは、電子カルテの情報よりも、患者さんと直接話すことの方が、確実に患者さんの状況がわかるということです。当たり前のようですが、忙しい日常業務の中では、ついつい見落とされがちなことです。

患者さんについて最も信頼できる情報は、電子カルテではなく、患者さんのところにあるのです。診療能力に長けた医師ほど、患者さんを診ることを重視します。それは、そこに本当の答えがあるからです。

君におすすめしたいことがあります。それは、患者さんと話すベテランの先生の診察場面をのぞくことです。パソコンではなく、患者さんに向き合うベテランの医師が、どのように患者さんに接しているか、観察してみてください。

電子カルテを見ていただけではわからない診療のヒントが、そこにはあります。患者さんとどんな風に話しているか。どんな表情で患者さんに接しているか。そういった一つひとつの様子が、君の10年後に役立つはずです。

若いその時にはわからなくても、そういった経験が10年経って君の助けになる。そういったことがあるものです。君が色々な経験を重ねてようやく理解できる物事が、ベテラン医師の診療には詰まっているのです。

電子カルテではなく、患者さんをみようとする医師ほど成長します。そこに君らしさを織り交ぜてください。

明日に生かせるヒント

患者さんとの場面にこそ、大切な情報あり

ベテランの医師の診療場面は宝の山

患者さんの前でこそ、君らしさを発揮

今日、医師になってはじめて、患者さんの最期に立ち会った。
この感覚、なんだろう。
少しボーッとして集中できない。

上司　大丈夫？

あ、先生。
今日はなんだか仕事が手につかないんです・・。　自分

上司　患者さんとのお別れがあったんだから、無理はないよ。
普段のキミとは違うんだ。
今日はゆっくり休んだらいいよ。

でも、上の先生たちが働いているのに、申し訳ないです。　自分

上司　上の先生たちもみんな、同じような経験をしているものだよ。
そうやって、医師としての気持ちの保ち方を学んでいくんだよ。

そうですか・・。　自分

上司　患者さんとお別れをすることは、誰にとっても辛いことなんだ。
普段のキミの心とは、少し違う状態になるのが当たり前。
だって、**キミは医師である前に、人間なんだから。**

自分の心。
医師になるまでに、あまり考えたこともなかった。

上司　普段と違う心の状態だと、
普段できていたこともできなくなる。
仕事のミスも起こりやすくなる。
だから、自分の心の変化に気づくことは、
医師の仕事をこなすうえで、とても大切なことだよ。

自分の心の変化ですかあ・・。　自分

上司　自分の心の変化を気にせずに頑張ろうとする若い先生はたくさんいるよ。
でも、知らず知らずのうちに気持ちがふさがってしまうこともあるんだ。

新入社員が頑張りすぎて、会社に来れなくなってしまう。
そんな話を聞いたことがあります。　自分

上司　自分の心の様子を気にせずにがむしゃらに頑張った結果、
色々な仕事のミスが増えてくる。
仕事のミスが増えると、さらに心の余裕も無くなってしまう。
そんな悪循環にはまってしまうようになるんだ。

自分の心に気づくって、大切なんですね。　自分

上司　医師が自分の心の状態を理解して心の平静を保つことは、
医師自身のためだけでなく、患者さんのためでもあるんだ。

患者さんのためですか？　自分

上司
そう。
例えば、医師の心が不安定だと、
その医師の診察を受けている患者さんの心まで不安定にさせてしまう。

心の状態が相手にうつるってことですか？　自分

上司
そう、逆も同じ。
病気で困っている患者さんの気持ちは、平静ではないかもしれない。
すると、その患者さんを診察する医師の心も、平静でなくなることも
あるんだ。
医師の心が平静でなくなると、正しい判断ができなくなる。

正しい医療ができなくなるってことですか。　自分

上司
医師として心の平静を保つことは、
医療を行ううえでの判断ミスを防いだり、
良好な患者医師関係を保つために大切なことなんだ。

若い頃、そんなことを教えてもらった。

自分の心の状態を理解することで、
心の平静が保たれる。

心に平静が保たれるから、
患者さんを助けたいという思いを絶やすことなくいられるのだろう。

心を知る

医師も人間です。人間は、喜び、悲しみ、不安といった感情をもつ生き物です。そこで知っておいてもらいたいことが、その感情の起伏は君の判断に影響を及ぼすということです。それは、医療の判断も例外ではありません。

例えば、買い物をしていたら、ショップの店員さんに声をかけられ自分の服装や髪型、顔つきを褒められたとします。すると嬉しい気分になり、店員さんと話しこんでしまい、そのショップの商品を買ってしまった。後日改めてその商品を見ると、なんで買ってしまったんだろうと後悔した。そんな話を聞いたことはありませんか。

人は感情が変化する時に正しい判断をできなくなるものです。普段であれば買わないものでも、店員さんに褒められ嬉しい気分になるとつい買ってしまう。感情には、そのような作用があるのです。

医療現場は判断の連続です。判断をする際には、なるべく平静を保った普段の自分でいることを心がけます。そのためには、自分の心を知る癖をつける必要があります。自分は今、怒りを感じているとか、不安を感じているとか。そういった心の変化を理解することで、心の平静を保ちながら医療的判断を行えるようになります。それは、医師にとっても、患者さんにとってもメリットが大きいことなのです。

そして、人間の心は鏡のようなものです。君の心は、患者さんへも影響します。君が焦っていれば、患者さんも焦ります。君が明るい表情をすれば、患者さんの表情も明るくなります。逆も然りです。

例えば、ぶっきらぼうな口調で、医者だから診ろと言わんばかりの横柄な態度でやってきた患者さんがいたとします。君なら、どうしますか？　負けじと、患者さんに横柄な態度で対抗しますか？

もしも、君が患者さんに横柄な態度で対抗してしまったら、それこそ患者さんの感情が君にうつってしまったということです。でも、医師であれば、そうならないように心の平静を保つべきです。

つまり心を理解する君は、患者さんの態度とは真逆の優しく寄り添う態度をとってみるのです。たいてい、横柄な態度をとっていた患者さんも、君と同じ丁寧な口調に変わります。そうなって初めて、正しい判断に基づく医療が行えるようになります。そして、治療の成功につながるのです。

医師として心の平静を保てるように、自分や患者さんの心を整える。
とても大事なスキルです。マスターしてみてください。

明日に生かせるヒント

人間は感情をもつ生き物
自分の心の変化を知る癖をつける
心の平静は、医療現場に欠かせない

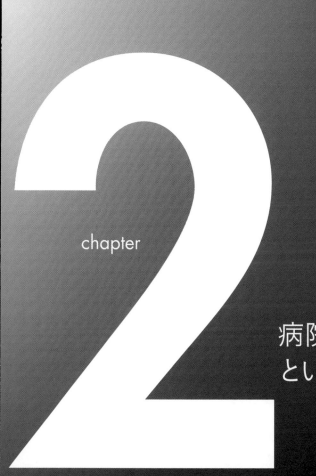

chapter

2

病院で働く、
ということ

わたしには、毎朝病棟で行うことがある。
それは、患者さんの採血。
それに、点滴をとることもわたしの仕事。

ねえ、採血できた？
ねえ、点滴とれた？

みんなは採血も点滴も難なくこなしちゃう。
でも、わたしは・・。

上司
> おはよう。
> 今日も患者さんの採血をしてくれてありがとう。

> いえ・・、なかなか採血で検体がとれなくて・・。
自分

上司
> そうかあ、採血が難しかったんだね。
> 僕もそんなことがあったなぁ。

> 先生もありますか？
自分

上司
> そりゃ、そうさ。
> 採血や点滴確保がなかなかできなくて、
> 患者さんに申し訳ないと思いながら、
> 必死に頑張ったもんだよ。

わたしは、いろんな手技が苦手なんだと思います。
もともと手先が器用な方じゃないから・・。

自分

上司

大丈夫だよ。
少しずつ慣れるから。
焦らず一つひとつこなしていこう。
それにね、
先生にはもっと大きな可能性を感じるよ。

そんなことないですよ・・・。

自分

上司

これはね、お世辞じゃないんだよ。
今悩んでいることも、
5年、10年後には、つまらないことに変わっていくよ。
そんなことよりも、
先生はこれからいろんなことを学んで、
どんどん成長していく。
僕らはそれが楽しみなんだよ。
周りと比較したくなる気持ちはわかるよ。
でもね、

**比較するなら、自分と他人じゃなくて、
今の自分と将来の自分を比較するようにしたらいいよ。**
将来の自分に向かって1日1日を大事にしよう。

他人と比較することの愚かさ

あれから5年経ち、10年経ち、
採血や点滴も難なくできるようになった。
色々悩んでいたあの頃が懐かしい。

点滴がとれないのね。
今できないことも、いつかはできるようになるから大丈夫。
今回は、わたしがやるわ。

自分

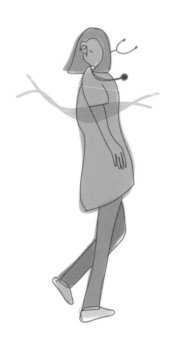

他人と比較することの愚かさ

君が医師として働き始めると、慣れていないことばかりで戸惑うこともあるかもしれません。そんな時は、自分の心に余裕がなく自信もないものです。自分に自信がないからこそ、自分を周りの人と比較しようとします。

例えば、採血や点滴確保の手技が成功したか、失敗したか。「自分はみんなと同じようにできているか」「みんなできているのに、自分はできない」、そんな風に自分の状況を確かめようとする若い医師をたくさん目にしてきました。

みんなと同じようにありたい。そう思って他人と比較しようとするのは、人間の本能です。そうやって、自分が周りと同じであることを確認し、自分を守ろうとするのです。みんなと同じであることを求める心があるからこそ、みんなと同じようにできなかった時には自分を責めることがあります。

ただ、そこで大事なのは、その心に翻弄されないことです。どんな若い医師も可能性に満ち溢れています。これから色々な経験を積むことによって、大きく成長し人生を楽しむチャンスがある。上級医はそう思っています。だから、仮に若い医師が目の前の物事を他人よりできなかったとしても、大したことではないと上級医は思っているものです。今ではなく、もっと先の可能性に期待しているからです。

また、不安を抱くこと自体は当然です。なぜなら人は不安を抱く生き物だからです。今後も不安がなくなることはありません。むしろそんな不安とどう付き合っていくかを考えてみてください。そんな時に試していただきたいのが、視点を変えて考えるということです。

君は登山をしたことはありますか？ 例えば、今の暮らしも、山頂に登り見下ろすと、自分の生活がなんてちっぽけなものだろうと感じられるものです。視点を変えることで、様々な物事を俯瞰的に見られるようになります。

「今」の状況を、「今」という視点からではなく、「将来」の視点から考えます。すると、どんな物事もちっちゃな物事に変わります。そうやって、何でも俯瞰的に見て自分の心の平静を保つこと。この癖を覚えると、君の心の成長は加速するはずです。

君は毎日変化し続けています。そうやって変わり続けながら、限られた人生を全うします。そんな限られた時間のなかで、君が行いたいことは何なのか。今抱える不安に惑わされずに、君の「将来」を見据えて、限られた人生を有意義なものにしてもらえたらと思います。先輩医師はみんな、君を応援しています。

明日に生かせるヒント

他人との比較はつまらない
視点を変える癖をつける
自分を俯瞰的に見る

この検査道具運ぶの、手伝ってくれない？ 自分（女性）

同僚（男性） いいよ、力仕事なら任せておいて。

助かるわ。 自分（女性）

同僚（男性） いつも病棟の雰囲気を明るくしてくれているお礼かな。

それ、褒めてるの？(笑) 自分（女性）

同僚（男性） もちろん、褒めてるよ(笑)

上司（男性） みんなにぎやかだね。

あ、A先生、育休から戻ってきたんですね。 自分（女性）

上司（男性） みんなのおかげで、育休がとれました。
どうもありがとう。

社会には色々な役割がある。
力を使って、みんなを支えてくれる人。
職場の雰囲気を明るくしてくれる人。
未来の社会を支える子どもを育ててくれる人。

どんな人も、
それぞれが、違う形で社会を支えている。
どんな人にも、その人らしい価値がある。

これから時代は変わっていく。
少子高齢化・人口減少。
そんな時代の真っ只中にいる、わたし。

これまでとは違う、わたしたちの時代。
平等の価値観も
生き方も
わたしたちの時代の
わたしたちの考え方に変わっていく。

女性として働くこと。
男性として働くこと。
お互いの良いところを
織り交ぜながら
これからの時代をつくっていくの。

10年、20年前とはまるで違う働く環境。
それは、これからも変わっていく。

　　　　　　　女性であること、男性であること

「こうでなければいけない」ということよりも、
「こうでなくてもいい」ということの方が多い。

そんな社会をわたしたちは生きている。

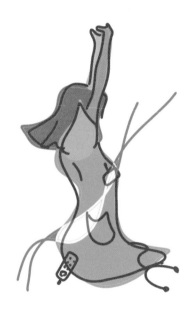

女性であること、男性であること

これからの日本社会を生きる君を応援したい。上級医はそう思っているものです。少子高齢化・人口減少により、生活環境が大きく変わる日本。限られた働き手が、支援を必要とする多くの人たちを支える時代がやってきます。そんな時代には、お互いの個性を認め合いながら、協力して働ける職場環境が求められます。

みんなと同じように働くことばかりが評価される時代は終わりました。みんなと同じように働くことはできなくても、その人らしい長所を生かしながら、様々な形で職場に貢献することが評価される時代になりました。つまり、お互いの様々な生き方を認め合いながら、社会を維持・発展させる時代です。

そんな時代には、従来の平等の価値観は通用しません。みんなと同じことをやらなければ不平等という考えでは、社会が維持できないでしょう。ただ一方で、人間には、自分と同じであることを相手に求める、あるいは自分と同じでないところを認めたがらない習性があります。この人間の習性が、これからの社会を生きるうえで、君を悩ませるかもしれません。

自分は納得しているつもりでも、ふとした瞬間に自分と違うものを排除しようとしてしまう習性が、君の心を邪魔するかもしれません。すると、自分と同じように行動できない相手に対して、怒りや不安といった感情が生じるものです。どうかそんな感情に操られないように、君の心の平静を保ってもらいたいと思います。

違いの一つに性別があります。この性別の違いによって、様々な事柄にも違いが出てくるものです。人の気持ちを汲みながら、社交的に物事をこなせること。持ち前の体力で、しぶとく仕事をこなすこと。性別によって、そんなところに違いが生まれるかもしれません。あるいは、出産・育児の機会を通じて、職場での配慮が必要になるタイミングも性別によって異なるでしょう。でも、考えてみてください。人間が生きるとは、そういうものです。

人間は生きていくために、社会を作りました。人間が便利に生活するために作ったはずの社会。その社会にいつの間にか、人間の側が合わせなくてはならない状況になったのです。そうやってこれまでの時代では、人間が作った社会の都合に合わせて、人間らしさを削りながら貢献してきたかもしれません。だからこそ、生きにくさも生じました。

人間に優しい社会をどう作り上げていくか。これからの時代には、そういった考えが求められます。人間らしく生きるために、平等の価値観も変わるでしょう。これからの時代を生きる君たちに、これからの時代に即した平等の価値観のもとで、女性らしく、男性らしくイキイキと生きてもらいたい。そう思います。

そしてこれは、君の家庭へも影響します。君が子どもをもつようになったとき、その子どもたちは、楽しそうに働く君の姿を見て、明るい未来を想像します。そうやって、好奇心をもって社会人になろうと思えるようになるのです。今の時代の生き方を見つめ直すことにより、日本の将来をも変えていく。これからの時代の主役である君たちには、新しい時代をつくってもらいたいと思います。

明日に生かせるヒント

様々な生き方を認めよう

人として生きやすい社会をつくる

君の笑顔は、次の世代につながる

患者さん

先生のおかげで身体の調子が良くなりましたよ。
どうもありがとうございます。

よかったです。
ほかにお困りのことはありませんか。

自分

患者さん

大丈夫です。
また困った時は、よろしくお願いします。

わかりました。
お大事にしてくださいね。

自分

看護師さん

先生、薬剤師さんからお薬の処方日数について
お問い合わせがきています。

薬剤師さんですか、わかりました。
もしもし、いつもお世話になります。
処方日数についてのご連絡ですか?

自分

薬剤師さん

先生に処方いただいたお薬ですが、
患者さんに確認させていただいたところ、
次回の外来までに数日分だけ足りなくなってしまうようです。

そうですか、教えていただいて、ありがとうございます。
日数を長くして処方し直そうと思います。 自分

看護師さん 先生、お疲れ様でした。
お昼休みをしっかりとって、
午後に備えましょう。

そうですね。
ありがとうございます。 自分

患者さんを助けること。
それは、
自分一人だけの力じゃ、
到底実現できない。
お互いに助け合いながら、
一人の患者さんを救う。
それが医療。

それに、
患者さんと医療者も、
お互いがお互いを支え合う。
そういうもの。

子どもの
患者さん

え～お手紙を書いてくれたの？
嬉しいなぁ、どれどれ～。

自分

けんきにしてくれて
ありがとう

誰かを助けて、誰かに助けられる

例えば、僕が外来で医師として働く時のことを振り返ってみます。患者さんと話します。患者さんを診察する時に、看護師さんが協力してくれます。書類を書く必要があれば、事務の方が協力してくれます。薬でわからないことがあったら、薬剤師さんが協力してくれます。

一人の患者さんを診るのに、多くの人が関わってくれていることがわかります。様々な人がサポートしてくれるからこそ医療が成り立つ。そういうことを理解して、感謝の気持ちを忘れずに医療に参加してください。

そして、君を助けてくれるのは、病院のスタッフだけとは限りません。目の前の患者さんの笑顔は、医師が報われる最高の瞬間です。そうやって患者さんにも助けてもらいます。医師としてどんなに辛い経験をしたとしても、患者さんの笑顔で自分が報われる瞬間があるからこそ、医師を続けていられるのだと思います。

そういうことを理解するからこそ、横柄な態度をとってしまう医師を見ると、とても残念に思ってしまうのです。自分の力を過信して周りが見えなくなってしまう。すると、様々な人の気持ちがその医師から遠のいてしまいます。患者さんにもいい医療を提供できなくなってしまう。

自分が忙しい時ほど、そのことを忘れないでください。人は弱いものです。疲労やストレスを抱えているうちに、他人に感謝する心の余裕がなくなってしまうものです。そんな時は、しっかり休んでください。周囲へ感謝する心の余裕がなければ、患者さんも救えません。

心の余裕がないままに患者さんを診ている若い医師が、よく経験する現象があります。それは、医師が患者さんに配慮されるという現象です。本来であれば医師の側が、患者さんの気持ちに寄り添い配慮すべき立場にあります。でも医師の心の余裕がないあまりに、患者さんの側が医師に配慮してしまうという現象が起きるのです。

医師に心の余裕がないと、患者さんが自分に気を遣ってくれていることに気づきません。すると、医療もうまくいかないものです。そうならないように、心の余裕をもつことを大事にしてください。

君はこれから医師として、色々な苦労をするでしょう。でもいつか、患者さんの笑顔によって報われる日がやってきます。そういう経験を通して、ここでの僕の話を理解してくれるようになると思います。

明日に生かせるヒント

様々な人に助けられて成り立つ医療
君もいつか患者さんに救われる
心の余裕は欠かせない

47

イライラ
イライラ

上司　少しイライラしているみたいだね。

え、わかりますか？　自分

上司　そりゃ、わかるよ。

さっき同僚との会議があったんですけど、
わたしの意見は通らなくって・・。　自分

わたしは、自分の意見が通らないといつもプンプン怒ってた。
医師のカンファレンスでも、多職種のカンファレンスでも。
自分の意見が通らないと、あたかも自分が否定されたかのように感じていたのかも
しれない。

上司　なるほどね。
　　　自分の意見とは違う意見が通ったんだね。
　　　僕なんて、そんなこと、しょっちゅうだよ。

そうですか・・。　自分

上司
そうだよ。
でも、こう考えたらどうだろう。
自分の意見とは違う意見にも、
きっと何か同じ目標があるものだよ。
その共通の目標を見つけることで、他人の意見も、
自分の意見として楽しめるようになる。
そうやって自分の心の操作ができるようになると、
とても快適に生活できるようになるはずだよ。

共通の目標ですか・・。 自分

上司
特に医療の仕事をする時には、
この心の操作はとても大切なんだ。
例えば、患者さんの方針を話し合う時には、
様々な意見が出る。
でも、医療の目標は患者さんの幸せ。
患者さんの幸せを追求するために、
みんな色々な意見を出し合う。
仮に自分の意見が通らなかったとしても、
患者さんの幸せを追求するっていう目標は
変わっていないはずさ。

たしかに、そうですね。 自分

相手を認める勇気

上司

人は自分を認めてもらいたい欲求が強いものだよ。
でも、自分を認めてもらいたい気持ちが強いあまりに、
相手を認められずに、話し合いで関係がギクシャクしちゃう人がいる。
あるいは、相手を認められない人ほど、
自分の意見が否定されることを恐れて何も発言せずに、
話し合いの後で文句を言ってしまう。
でも、医療現場では、お互いを認め合い協力するからこそ、
患者さんに良い医療を届けられる。
そのためにも、自分の心をしっかり操作して、
相手を認める勇気をもって、協力したいものだね。

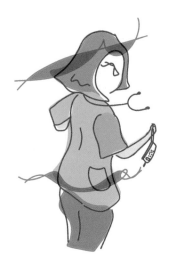

相手を認める勇気

相手を認められるか否か。それは、集団社会のなかで気持ちよく働くためにとても大切なことです。でもそれ以上に、君の仕事のパフォーマンスを上げるためにも、とっても大切なことなのです。

自分の気持ちを抑える、自制する心をどの程度兼ね備えているかには、個人差があります。自分の気持ちがワッと湧きあがり、それをすぐに口に出してしまう人。人との会話のなかで、自分の気持ちの変化を汲み取りながら、自分の態度を操りながら対応できる人。色々な人がいます。

絵や音楽などで気持ちを表現することを生業にするアーティストであれば、気持ちを自制せずに開放することは、成果を出すうえで重要なことかもしれません。でも、医療者は違います。

医療で考慮されるべきは、患者さんの幸せです。患者さんの幸せを考えながら、医療者が寄り添い、対応する。でも、医師が自分の気持ちを自制することなく開放してしまっては、患者さんの不利益ばかりが増えてしまします。そして、そのことに気を遣わなければなら

ない周りの医療者も、疲れてしまうでしょう。

医師になるまでは、君は何かを提供してもらう立場であったと思います。学生であれば、学びを提供してもらいます。親からも、先生からも、様々な機会を提供してもらうのが当たり前だったと思います。

でも、社会人として医師になった後は違います。今度は逆に、君が誰かに提供する側になるのです。患者さんが健康でいられるように、医療を提供してあげる。そのためには、何かを提供してもらっていたこれまでの君とは違う、身のこなしが必要になります。

そのなかでも、相手を認めて、色々な人と共同して成果を上げるというスタンスを身につけられるかどうかで、君の仕事のパフォーマンスが違ってきます。相手を認

められることで、色々な人とのつながりが増えて、色々な仕事が回ってきます。仕事の幅が広がっていくのです。

そこで面白いことがあります。それは、「誰かを認める」「誰かから認められる」という関係は、相互的な関係ということです。君が誰かを認めるには、君自身が誰かから認められるという経験が必要です。逆も然りで、君が誰かから認められるには、君自身が誰かを認めるという経験が必要なのです。不思議なものですが、そういうものです。

ですから、試しに君が相手を認めるという行動をとってみてください。すると、君が周りから認められるようになります。そうやって自分を操ることによって、仕事のパフォーマンスも格段に上がるのです。

明日に生かせるヒント

提供される側から、提供する側になる

認め、認められることは、相互的な関係

相手を認めて変わる、生きやすさ

さっきの書類、なるべく早く出しておいてください。

自分
（電話）

さっきの内容、担当部署に伝わっていますか？

自分
（電話）

早く検査結果をいただけますか？

自分
（電話）

上司

色々病棟の仕事をやってくれて、ありがとう。
連絡で忙しいみたいだね。
何か困ったことはある？

仕事をさばこうと、
色々な部署に連絡して回っているんです。
でも、なかなか自分のペースでは仕事が進まなくって・・。

自分

上司

なるほど。
自分が思うように、周りが動いてくれないってことかな？
周りの人にも、その人のペースがあるからね。
自分のペースを相手に押し付けないことは大事なことだね。
でも、面白いことに、
相手のペースに配慮した方が、
何事もスムーズにいくかもしれないよ。

病棟の廊下を歩きながら考えるわたし。

自分のペースを押し付けてしまっている・・。
うーん、そうかもしれない・・。

自分のペースがすべてみたいな感覚だったかもしれない。
周りの人には、その人が抱える仕事やペースがある。
わたしからの相談は、そのうちの一つ。

いつもありがとうございます。
可能な時で構わないので、
この書類を提出していただけますか？

自分
（電話）

最近、なんだか変わったね。
昔は「自分がルール」みたいで、
ちょっと話しかけづらかったけど、
今は明るくてちょっと余裕がある感じ。

同僚

やっぱりわたしって、そんな感じだったかな。
あのね・・・相手の都合を気にするようにしたの。

自分

同僚　相手の都合？

そう、**わたしの都合じゃなくて、**
相手の都合。

自分

　　　　　　　　　自分の都合と、相手の都合

医師として働き始めたあの頃、わたしは自分のことで精一杯だった。
大袈裟にいうと、自分を中心に世界が回ってるって感じだったかもしれない。
そんなダメなわたしだった。

たぶん、そんなわたしに周りは困っていたんだと思う。
そう思うと、恥ずかしい。

でも、そんなわたしが、自分の都合じゃなくて、相手の都合を考えるようになった。
そうすればするほど、仕事がはかどるようになったの。

あの時、先生が教えてくれたことは、こういうことだったんだ。
早いうちに気がついてよかった。

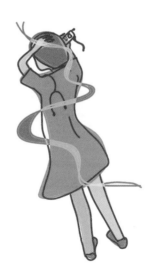

自分の都合と、相手の都合

君は、自分の都合を相手に押し付けないように配慮できる人ですか。どんなことも自分のペースで進まないと気が済まない人ですか。お互いがお互いの状況に配慮できるようになれば、気持ちよく生活できます。考えてみれば当たり前ですが、忙しく気持ちに余裕のない状況では、そういった配慮がなかなかうまくいかないことも多いものです。

医師、看護師、薬剤師、事務員。病院には様々な職業の方が働いています。職業によって、仕事のペースも都合も違います。例えば、血液検体を提出する時のことを考えてみましょう。医師は、患者さんの採血を実施し、検査部に検体を提出します。一方で、その検体を受け取った検査技師さんは、様々な検体を処理してくれます。医師から受け取った検体は、様々な検体のうちの一つです。そういった一連の流れや相手の立場を想像できるかによって、君の働きやすさは変わってきます。

君が相手の職場を想像できることによって、相手のペースがわか

る。相手のペースがわかると、自分のペースを合わせることができるようになります。ですから、他職種の仕事ぶりを観察することは、とても大切なことです。もしも機会があったら、他職種の仕事現場を見学させてもらってください。共に働く相手を知ることは、チーム医療を実践するうえでとても大切なのです。

このことは、病院のなかだけにとどまりません。例えば、地域の方々と協力して患者さんを支援する場合です。病院、学校、自治体、様々な機関が協力して、お互いの長所を持ち寄りながら患者さんを支えようとします。そこで、お互いの事情を理解できているかどうかで、お互いへの安心感も変わってきます。

そして、医師同士の経験年数によっても、同様のことがいえます。

働き始めたばかりの医師には、一つひとつの仕事が新しい出来事のため、ペースはゆっくりかもしれません。採血も、点滴確保も、スムーズにはいかないこともあるでしょう。一方、ベテラン医師は違います。大抵の物事は、これまでに経験したことのある、ありふれた物事であることが少なくありません。

お互いの立場を理解しようとして、自分の都合と相手の都合を分けて考えられるかどうか。それは、君の職場での生きやすさにつながります。相手のことを想像でき、相手の都合へ配慮できるようになると、君の心にさらに余裕が生まれるようになります。心に余裕がある人の周りには、協力してくれる人も増えてくるものです。そうやって働きやすい自分をいかに作り上げていくか。ぜひ考えてみてください。

明日に生かせるヒント

自分の都合と相手の都合を分けて考える
様々な違いを理解しよう
心の余裕は、君の働きぶりを変える

上司　患者さんとお話はできたかな？

自分　はい。
病気を治すために頑張りたいっておっしゃっていました。
これまではお酒とタバコを控えようとは思わなかったけれど、
その習慣も考え直してみるとおっしゃっていました。

上司　病気を治したいっていう気持ちがわいた今が、
生活習慣を見直せるチャンスかもしれないね。

自分　普段は生活習慣を変えたいと思えなくても、
病気の治療をきっかけにその習慣を変えようとする
気持ちが生まれることがあるんですね。

上司　そうだね。
他人を変えるのは、難しい。
だけど、病気の治療をきっかけに、
患者さん自身の考えが変わることがある。
なかなか考えが変わりそうもない人も、
不安が生じた場面では考え方が変わることがあるんだよ。

自分　不安が生じる場面っていうと、
病気にかかった時がまさにそういう場面ですね。
医療現場は、その人の考えを変えやすい
タイミングってことですか。

上司
そう。
ほかの見方をすると、
**不安に思っている時こそ、
騙されやすい。**
その習性を悪用する人も世の中にいるから注意が必要だね。

医療者は、
良い意味でそのことを利用している。
健康になるチャンスとして利用していると言えるかもしれないね。

**医療って、
心の探り合い**
みたいなところがあるんですね。

自分

上司
そうだよ。
相手の心を探りながら、
健康という目標に向かって提案を繰り返す。

でも、注意なのは、
患者さんに自分のエゴを押し付けないということだね。

自分ではない、相手

患者さんには、患者さんの幸せの価値観がある。
それに、自分よりも人生経験が豊富な患者さんのこともある。
自分の立場をわきまえて、
敬意をもって患者さんと向き合う。

上司

そのことを忘れてはいけないよ。

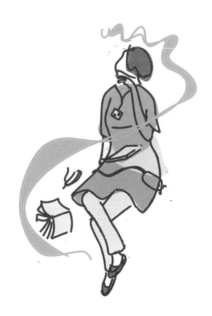

自分ではない、相手

他人の考えを変えることは難しい。君も経験したことがあるかもしれませんが、自分を変えるよりも、相手を変えるには相当のエネルギーが必要です。でも医療の現場は少し特殊なところです。そこは、病気にかかり不安が生まれた状態の患者さんがいるからです。

人は不安を感じると、普段とは違った考え方をするものです。普段はミスをしない物事も、不安があることでミスを犯してしまう。そんなことはよくあります。不安があるからこそ、普段は受け入れない提案も受け入れる。そういうことが起きるのです。

君が医師として働くと、患者さんへ治療の提案をすることがあるでしょう。もちろん患者さんは医療を求めているからこそ、君の提案を受け入れやすい状態になっているのですが、不安があるからこそ君の提案をさらに受け入れやすいという側面もあるのです。

このように、医療現場では医師が患者さんの考えに踏み込みながら、お互いに健康に向かい協力します。そんな医療現場だからこそ、

君に注意してもらいたいことがあります。それは、自分のエゴを患者さんに押し付けないということです。

例えば、相手の考える幸せと、君の考える幸せは違うかもしれません。どういった最期を迎えることが幸せなのか。どういった生活が幸せなのか。その答えは人それぞれです。医学的に正しいことは、患者さんにとっての幸せとは限らないのです。

医療は患者さんにとっての幸せを追求しますが、患者さんの幸せではなく、医師が考える幸せを患者さんに押し付けてしまう場面を度々目にします。決して、医師だけの自己満足で終わらないように、自分の気持ちを制御しながら、患者さんの幸せを実現してください。

そういったことを理解できるようになると、自分自身への見方が

変わってくると思います。君を目の前にしている相手は、君を変えようと思っても、君はなかなか変わりません。だからこそ、自分を客観視できる心を身につけてください。

周りは君を変えられません。君は君自身で成長していく必要があるのです。若いうちは先輩たちが指摘をしてくれるかもしれませんが、それも長くは続きません。君の立場は上がっていき、いつの間にか君が部下に指示を出さなければならない時期がきます。

君が上級医になった時、君の行動や態度を誉めてくれる人はいないかもしれません。だからこそ、自分自身で自分を誉められるよう、自分で自分を振り返る癖をつけてください。君にはそれができるはずです。

明日に生かせるヒント

> 他人は変えにくいもの
> 患者さんに君のエゴを押し付けない
> 自分で自分を振り返る

患者さん　先生に会うと、ホッとするわ。

そうですか、ありがとうございます。
いつもどこか抜けていて、すみません。　自分

患者さん　そんなことないわよ。
**先生はいつも笑顔だから、
元気をもらえるの。**

笑顔ですか？
まだ、そのぐらいしかできませんから。
せめて笑顔で頑張ります。　自分

あたたかくなったわたしの身体。
笑顔で病室を出るわたし。

上司　どうしたの？
何か嬉しいことでもあったの？

そんな顔になっていますか(笑)　自分

上司　先生のそういう表情は、みんなをホッとさせてくれるね。

働き始めた頃は自分の強みがわからなかった。

試験の点数とか、
手技が上手であることとか、
資格とか、
そういうものがすべてって思ってた。

でも、
いろんな患者さんに会って、
いろんな医師と働いて、
チーム医療を経験して、
わかったの。

わたしの強みは、
みんなと笑顔でつながれるところ。
それがわかると、
世界の見え方が変わっていった。

かた〜い考えに振り回されていた頃のわたしが
懐かしい。

　弱みではなく、強みを感じられるか

どうしたの？
元気ないじゃない。 自分

部下 失敗ばっかりで、自分に自信がなくて・・・。

大丈夫よ。
わたしには先生のいいところがわかるわ。 自分

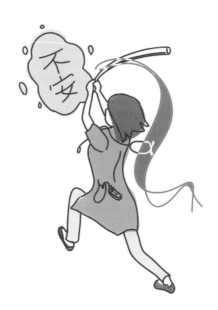

弱みではなく、強みを感じられるか

君の強みは何ですか。海外の学生と日本の学生に自分の強みを聞くと、海外の学生の方が積極的に答えてくれます。よくそんなに言えたもんだなぁと感じることもありますが、意識の違いは歴然です。

でも、それは日本の学生に強みがないということではありません。奥ゆかしさやおもてなしの心などを尊重する、上品で素晴らしい日本文化で育った学生には、それに見合った強みが生まれています。それを、もっともっと外にアピールしていいのではないかと感じることが多いものです。

医療現場にも、そんな影響が出ます。自分の強みを意識できずに、一人心傷ついて落ち込んでしまう若い医師がいます。才能に溢れているのに、それに気づかずに自信を失ってしまうのです。それは本当にもったいない。そう感じます。もっともっと自分の強みに気づいてもらいたい、自信をもってもらいたいと思うのです。

人の強みには様々なものがあります。数字として目で見て確認できる偏差値や知能指数は有名です。これらは、数値として比べることができるため、評価しやすいという特徴があります。一方で、他人と協力することや、人の気持ちへ配慮する姿勢などは、数値として評価することは難しい。でも、社会人として生活するうえで、これらの特徴はとても評価される点です。

特に、少子高齢化・人口減少により、限られた働き手で協力して社会を支えるこれからの日本を考えると、共に支え合いながら協力して働ける素質は、とても大きな強みになります。しかし、数値としては表しにくいこれらの強みを、あまり強みとして認識していない若い医師が多いのです。

おそらくそれには、日本の教育が影響しているのでしょう。偏差値やテストの点数は評価されるけれど、他人と協力できる能力などは重視されない。だからこそ、強みであるはずの能力を強みとして意識できない若い医師が多いのです。

でも、社会人として働くようになると、人と協調性をもって働ける素質は必ず評価されます。どの職場でも求められる素質です。そして、その能力はどんな仕事にも共通します。だからこそ、そういった素質をもった人は、医学の分野だけでなく、様々な分野の人とも協力して広く活躍できるのです。そうやって面白いように人生が展開していきます。

身近にいる上級医は、君の強みを感じているものです。そうやって密かに君の将来に期待していますよ。

明日に生かせるヒント

君には君の強みがある
共に協力して働ける強みを感じてほしい
上級医は君の強みを感じているもの

上司 どうしたの？

患者さんとわたしの時間が合わなくて、
『勤務時間外に話はできないですよね』って
質問を受けたんです。 自分

上司 そうか、なるべく勤務時間内に対応するように調整する必要があるね。
僕が患者さんに話をして調整しておくから、大丈夫だよ。

そうですか、とても助かります。
ありがとうございます。 自分

上司 一人の患者さんを優遇してしまうと、
ほかの患者さんの対応にも支障が出てしまうことがあるからね。
あっちの患者さんはいいけど、
こっちの患者さんはダメっていう不平等が生じちゃうからね。
組織としてどう対応するかってことだよね。

確かにそうですね。良かれと思って対応しても、
組織としてのバランスを考えないといけないってことですね。 自分

上司　君に参加してもらった先日の会議もそうだね。
地域の自治体や警察の方と会議を行ったでしょ。

患者さんの生活の支援を話し合った会議ですね。　自分

上司　病院だけじゃなくて、
色々な組織が協力して患者さんを守れるように情報を共有する。
僕たちは、個人として参加するというよりも、
病院という組織として参加したんだよ。
**医師一人の責任にしてしまうと
あまりに責任が重い**から、
病院という組織として対応したってこと。

なるほど。
個人ではなくて、組織として動いたということですね。
個人として行動するんじゃなくて、
病院として行動することで、
医師の側にも心の余裕ができますね。　自分

個人として対応するのではなく、
病院という組織として対応する。
それは、組織の動きを乱さないためにも、
医師が自分の身を守るためにも、
そして、患者さんを支えるためにも、
とても大事なこと。

組織として動くことを意識するようになって、
感じられたものがある。

それは、患者さんを支えようとする社会のあたたかさ。
そして、わたしを支えてくれる組織の優しさ。

一人ではなく、みんなで支え合うことで、
達成できるものもある。

個人と組織

君は、病院という組織で働くという意識をもったことはありますか。組織としてどう患者さんに対応するかを考えることは、平等に患者さんに対応するうえで大切なことです。

医療は患者さんの幸せを追求します。でも、すべて患者さんの事情を優先して対応していたのでは、病院のなかの秩序が乱れてしまいます。医師の仕事のバランスも崩れてしまう。すると、結局被害を被るのは誰でしょう。そうです、患者さんです。

患者さんを救うために、組織ということを意識することが必要なのです。医療が患者さんに安定した関わりをするために大切なことなのです。でもそれは、個人の行動よりも組織を優先するということではありません。組織としてうまく動くには、個人の判断が欠かせないからです。

組織を意識して、個人も意識する。身のこなしが上手な医師は、そうやって個人としての動きと組織としての動きをうまく使い分けています。ある時は、組織として行動する。ある時は、個人として行動する。そういうものです。

医師にも個性があります。話が上手な医師。職場の空気を和やかにしてくれる医師。決断力が優れている医師。職場には、様々な個性が集結しています。そういった個人の力を束ねて、どうやって組織の力に変えていくか。そこが、上司の腕の見せ所です。でも、上司だけが組織のことを考えれば良いかというと、そういうわけではありません。

個々の医師が組織を意識できる集団ほど、うまく機能します。組織がうまく機能すると、その恩恵を受けるのは個々の医師です。ですから、君が組織としての行動を意識できることによって、自分の働きにも良い影響があるでしょう。

この考えは、医療という現場だけに留まりません。家庭、地域、国というまとまりのなかで、君がどう動くか。君が生きるうえで、そういった個人と組織という考え方はとても大切なのです。それは、自分を守ることはもちろんのこと、家族、住民、国民を守ることにも影響するからです。

君の心に余裕が生まれてくると、組織に生かされる個人という感覚を理解できるようになると思います。個人でうまくいっている物事は、実は組織という枠組みがあるからこそうまくいっている。そんなことは珍しくありません。

君の実力を思う存分発揮するためにも、ぜひ個人と組織を意識してみてください。

明日に生かせるヒント

患者さんを助けるために、組織で動く
組織と個人、どちらも大事
組織に生かされている個人を理解する

chapter

3

診察する、
ということ

ねえねえ、このあいだ患者さんに『お医者様』って言われたの。
何だか変な気分だった。

自分

同僚

わかる、その感覚。
何だかこっちが**かしこまっちゃうよね。**

ねえ、じゃあ、患者さんのことはなんて呼んでるの？

自分

同僚

そうねえ、『患者さん』かな。
『患者様』っていうと、患者さんもかしこまっちゃうかなと思って。

なるほどね。
でも、病院を利用してくれるお客様として、
『患者様』って呼ぶこともあるじゃない。

自分

同僚

そうね。
どっちがいいんだろうね。

なんで『患者様』が必要なんだろう。
なんで『お医者様』が必要なんだろう。
わたしのなかに抱く、
呼び方に対する違和感。

その違和感を抱く理由は、
何なんだろう・・。
そんな気持ちを抱いたあの頃。
医師として働き始めたあの頃は、
相手をどう呼ぶかということを気にしていたの。
それは、自分の医療に自信がなかったからかもしれない。

いろんな経験を積むと見えてくるものがある。
患者さんと医師の信頼関係ができてしまえば、
『患者様』も、
『お医者様』も、
いらなくなる。

ただ、
相手を救いたいという気持ちがあれば、
『患者』という呼び方はしないかもしれない。

救いたいからこそ、
呼び方は自然に『患者さん』になる。
『患者様』よりも、
もっと身近で温かみを感じられる
『患者さん』。

やっぱり大切なのは、
呼び方よりも
相手への思いやり。

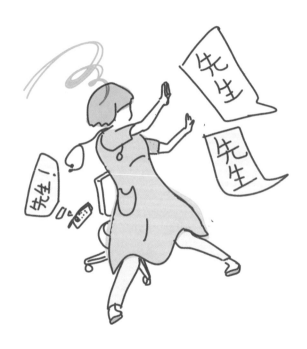

患者様でも、お医者様でもない

医師として働くようになると、「お医者様」や「医者」など、様々な呼び方を耳にするようになります。「お医者様」には大袈裟な印象を、「医者」には冷たい印象をもつかもしれません。患者さんも同様に感じるはずです。特に「患者」という呼び方には冷たい印象を受けることもあるでしょう。

病人や怪我人を運ぶ用具である「担架」。「担荷」ではなく「担架」です。患者さんを荷物として扱わないその呼び方は、医師の心を律するうえで大切な学びになります。患者さんをどう呼ぶか。そこにも、医師から患者さんへの敬意が表れています。

ただ、色々な医療を経験すると感じることがあります。それは、表現よりも思いやりということです。患者さんへの思いやりがあれば、患者さんの呼び方も自然と思いやりのある表現になるものです。逆に、どんなに上品な言葉を取り繕っていても、行動が伴わないことにより、医師の素性がわかってしまうものです。

体裁をどうしようと、中身が伴わなければ、いつかボロが出ます。患者さんとのコミュニケーションがうまくいかなかったり、あるいは医療者同士のコミュニケーションがうまくいかない。そんな現場をたくさん目にしてきました。

医師が患者さんに思いやりをもって接することができるかどうか。それは、医師になるまでの経験が強く影響します。テストで良い点数を取ることばかりを評価されて育った人の場合、人の心に寄り添う尊さが理解できないまま患者さんに接することも少なくありません。その価値を教えられてこなかったからです。

「患者さんへの対応には自信があります」と言ってくれる医師が時々いますが、そう言ってくれる医師ほど、患者さんや看護師さんからのクレームが多いものです。患者さんの気持ちを思いやるということのベクトルが、少しズレてしまっているのです。

あるいは、人と向き合うことが苦手であることを認識している医師は、実際に患者さんと向き合うことが避けられる分野を選ぶこともあります。人には向き不向きがあります。その人らしさを発揮できる分野で活躍する。そういう生き方もあるでしょう。

君も年老いていつかは医療のお世話になる日が来ます。その時にどんな対応をしてもらいたいか。患者さんの立場を自分の身に置き換えて、考えてみてください。どうぞ、呼び方はあまり気になさらず。

明日に使える
ひとこと

呼び方よりも、大切なものがある
相手を思いやることで、正しい表現が出てくるもの
いつかは君も患者さんになる

> 先生、
> 『障がい』について話す時
> 気をつけていることはありますか？
自分

上司 どうしてそんなこと聞くの？

> 先日患者さんの『障がい』についてお話しをしたら、
> 患者さんがわたしに
> 『障がいという言葉を受け入れることができなくて・・』
> って教えてくれたんです。
自分

上司
> そうだね。
> 『障がい』を受け入れられるか。
> そこには、困難を伴うことが少なくないね。
> だからこそ、
> **社会が障がいを理解しようとする**姿勢が大事だよね。

> 障がいを理解する、ですか。
自分

上司

そう。
周りがどれだけ障がいを理解しようとするかで、
患者さんの生きやすさが変わってくる。

患者さんが車椅子で移動する時のことを考えてみよう。
車椅子で外を移動してみると、
段差があるために移動できないところが多い。
小さな段差でも、
車椅子の移動にとっては大きな弊害になることも少なくないんだ。
でも、
車椅子を利用しない人はそのことに気づけない。
障がいを理解したつもりでいても、
まだまだ理解できていないことがあるものだよ。

そうやって
障がいについて理解が及ばないところもあるだろうけれど、
それでも共に社会を生きていこうとする姿勢が大事だね。

障がいという名の個性

治療により完治を目指す医療もある。
でも一方で、
障がいがありながらも、生きることに寄り添う医療もある。

患者さんに寄り添いながら、
共に障がいに向き合い、
抱える問題を一緒に考える。

そうしているうちに、
患者さんも障がいをありのまま受け入れ、
どう生きるかという姿勢に変わる。

誰もがそうやって生きている。

障がいという名の個性

　君が医療現場で働くようになると、「障がい」という言葉に触れることもあると思います。君には、「障がい」という言葉が人の気持ちにどのように影響するものか、患者医師関係にどんな変化をきたすことがあるのか、そういったことを理解していただきたいと思います。

　当たり前ですが、人は生まれて、いつかは最期を迎えます。その人生の過程で、時には病気あるいは障がいが生じることもあります。以前できていたことができなくなる。そんなことが起きるものです。そんな時に、人は不安や悲しみを抱き動揺するのです。その時期こそ違うかもしれませんが、人は皆そのような経験をするものです。

　自分が同じ経験をすることによって、「障がい」を抱えた患者さんの気持ちを理解できるようになるでしょう。でも、若いうちには自分自身が障がいを抱えるという経験をもつことはないかもしれません。自分が経験したことのない障がい。そういった障がいに対する気持ちを推し測りながら、患者さんに接するということも少なくないでしょう。

　患者さんがその障がいをどのようにとらえているかは、その患者さんごとに異なります。そもそも、障がいを障がいとは思わずに生きているかもしれません。あるいは、障がいを患ったことに悲嘆しているかもしれません。その患者さんが障がいをどのようにとらえているかを理解することは、その患者さんを思いやるということにつながります。

　患者さんを理解しようとするからこそ、障がいという言葉の使い方に配慮することがあります。「障がいをもつ」「障がいがある」、そういった小さな言葉の使い方の違いに配慮することもあります。それだけ、障がいをどのようにとらえ

るかということを医療者は真剣に考えるということです。

　でも、その患者さんが障がいをどのようにとらえているかに関わらず大事なことがあります。それは、患者さんに寄り添うスタンスです。障がいが無いかのように取り繕う必要はありませんし、過度に障がいを気にする必要もありません。目の前の患者さんを純粋に支えたいという気持ちさえあれば大丈夫です。

　障がいには不安などの気持ちがつきものです。障がいという言葉に振り回されることなく、それはそういうものというスタンスで患者さんに寄り添います。患者さんの気持ちに寄り添うことで、障がいが一つの個性に変わるものです。

明日に使える
ひとこと

「障がい」のある患者さんの気持ちを推し測る
「障がい」という言葉には配慮がある
言葉より大切な患者さんに寄り添う姿勢

さっきはありがとうございました。
なかなか自分では患者さんにうまくアドバイスをお伝えできなくって・・。

自分

いいんだよ。
そういうときは、
上級医を頼ってもらえればいいよ。
キミの話してくれていた内容は、
教科書通りで正しい。
でも、

上司

患者さんの方は『それは実行しているけれど、
それでもうまくいかないから困っているんだよ』
という気持ちだろうね。

そうなんですね。
診療の経験が浅くて、
そこまで考えが至りませんでした。

自分

上司
大丈夫。
これから色々な経験を積めば、
どんな質問にも臆することなく答えられるようになるよ。

そうなるように頑張ります。 自分

上司
わからないことは上級医に聞くとして、
それ以外にキミができることがあるよ。
それは、
感謝の気持ちをもちながら患者さんと接するということ。

感謝ですか? 自分

上司
キミがこれから上級医の立場になると、
キミはアドバイスをされる立場から、
アドバイスをする立場になってしまうから、
今の若いうちに伝えておくね。

79　　患者さんに話を聞いてもらっている医師

上司

人の気持ちは、
その人の意識が及ばないところで、
言葉や表情そして態度に現れるものだよ。

不思議だけれど、
本当にそうなんだ。

だから、
いつも感謝の気持ちを心で唱えながら患者さんに接してみてごらん。
きっと患者さんとの関係が変わってくるはずだよ。

医師の素性はわかってしまうもの。
医師の気持ちは伝わってしまうもの。
医療の経験を積めば積むほどわかってくる。
患者さんにとって、
薬よりももっと大事なもの。
それは、医師の心。

患者さんに話を聞いてもらっている医師

患者さんと医師の話す場面を覗くと、時々患者さんが医師の話を聞いてあげているような場面に出くわします。患者さんの方が、病気についても、社会事情についても色々な知識をもっている場合に起こりがちな現象です。

君が医師として働き始めた頃は、医療の知識はもちろんのこと、社会人としてのマナーなども、まだ身についていないかもしれません。そんな立場であっても、患者さんと真摯に向き合い診療することで、患者さんも癒されます。薬ではなく、君の存在が特別な力を発揮するということです。それは決して珍しいことではありません。

患者さんとの関係をうまく築けない医師から、時々こんな声を聞くことがあります。医師としての経験がないから、患者さんとうまくいかない。そんな声です。でも、それは違います。患者さんと良好な関係を築くこと。そこには、医師としての経験よりも前に、もっと大事なものがあります。それが、相手に向き合おうとする姿勢です。

どんなに君が若くて、医師としての経験が浅くても、患者さんに向き合おうとする姿勢があれば、患者さんと君の距離は縮まるでしょう。若い医師であっても、患者医師関係を築くことがなんて上手なんだと感心することがあります。そんな時はたいてい、僕よりもその医師の方が患者さんのことを知っているものです。患者さんを知ろうとする意欲が強いのです。

でも、人には個性があります。患者さんと向き合いたくても、患者さんと会話の機会をもつことが苦手な医師もいます。それは、生まれつきの個性や、それまでに家庭や学校で受けてきた教育が影響しています。その医師が悪いわけではないということです。でも大丈夫です。不思議なことに、患者さんを知りたいという気持ちがあれば、その思いが表情や行動として滲み出てくるものです。そのまま、患者さんを知りたいという心で何度も何度も患者さんに寄り添ってみてください。すると、自然と良い患者医師関係ができてくるものです。

人の心の内はわかってしまうものです。その医師が患者さんをどう思っているかということは、意識せずとも言葉や表情そして態度として現れます。もしも君が本当に良好な患者医師関係を築きたいと思うなら、患者さんと接するときに、心のなかで感謝の気持ちを思ってみてください。自然と言葉や表情そして態度を通じて、その気持ちは患者さんに伝わります。すると、目の前にいる患者さんが君の話を聞いてあげているという状況であったとしても、患者さんにとってホッとできる空間になるはずです。薬を投与することだけが、治療ではありません。君の存在が患者さんにとっての癒しになる。そんな時がきっとくるはずです。

ヒントになる一言

君の気持ちは、必ず外に現れる
君の経験は、お気になさらず
気持ちがあれば、大丈夫

検査結果が出ました。
特に現時点では異常はないみたいですね。

自分

上司

そうだね。
今の時点で判明している検査結果は大丈夫だね。
でも、患者さんの具合は悪いように感じるね。

そうですか？
少しおとなしいようには感じますけど・・。

自分

看護師
さん

ほかの患者さんが待っています。
今診ていただいている患者さんは、帰宅になりますか？
それとも、入院になりますか？

上司

お待たせしてすみません。
この患者さんは入院していただこうと思います。

申し訳ないけれど、
入院の手続きを進めてくれるかな。
状態の悪化を避けるためにも治療を行って、
明日検査を再検しよう。

わかりました。 自分

後日、上級医の先生が予想していた通りに異常が見つかった。
治療をあらかじめ始めていたおかげで、
患者さんの体調は良くなっていった。
上級医の先生にはわかって、
わたしにはわからない感覚。
何なんだろう。

先生、
どうして異常があるとわかったんですか？

自分

上司 **何か気になる**っていう感覚かな。

何か気になる、ですか？

自分

上司 そう。
そのときの検査結果では異常はないかもしれないけれど、
自分が診察した様子では何だかおかしいという感覚だね。
検査結果は大切なんだけれど、
臨床経験を積むと、
検査結果を鵜呑みにせずに
自分の感覚を大切にするようになるよ。

　　　　　　何か気になる、という大事な感覚

その後医師としての経験を積んでいくに従って、
自分の感覚を大事にするということの意味がわかってきた。

わたしのみるべきものは、
検査結果ではなく、
やっぱり、患者さん。

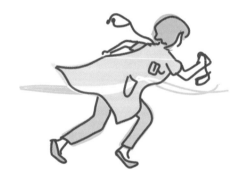

何か気になる、という大事な感覚

何年も医療現場で働いているからこそ、大切にしたいものがあります。それは、「何か気になる」という感覚です。不思議ですが、この感覚は高い確率で当たります。それは、自分では異常を察知しているけれど、しっかり認識するところまでは到達できていない意識なのだろうと思います。

例えば患者さんを診察した時に、検査結果は大丈夫でも、なんだか患者さんには異常がある気がする、ということがあります。ほかのスタッフからは「考えすぎですよ」とか、「早く別の患者さんを診てください」と言われる状況でも、僕はこの感覚を大切にしています。

その後粘り強く異常がないかどうか探索を続け、やはり異常が見つかる。あるいは、ある検査結果が判明するまでに数日を要するため、事前に治療を開始し、数日後に結果を確認するとやはり異常が判明する。そういう経験は少なくありません。だからこそ、自分の感覚を大切にするのです。

医師として働き始めた頃は、何が正常で、何が異常かがわからないでしょう。だからこそ、上級医の診察結果や検査結果を確認しながら、自分の診察所見と答え合わせをしてください。そういった経験を積み重ねることで、自分の診察能力も向上していきます。

何か気になるものというのは、患者さんの心ということもあります。患者さんやご家族と話すなかで、なんだかしっくりこない感覚を覚えることがあります。言葉として表現できないけれど、何かが引っかかるという感覚です。それは、患者さんやご家族の揺れ動く気持ちだったり、彼らの抱えるSOSだったりします。彼らの抱える不安や葛藤を改善するには、まだまだサポートが必要であるため、もっと支援を充実させた方がいいという合図だったりします。

ですから、そういった場合には、その患者さんやご家族とお話しする機会を多く設けたり、様々な機関と協力して患者さんへの支援を充実させる努力をしたりします。そうすることで、自分の心に引っかかる感覚が正しいものだったとわかるものです。

このような、患者さんのSOSを察知できるかどうかは、どれだけ彼らに寄り添う経験を積むかということだと思います。患者さんを理解しようとする姿勢で診察を何度も何度も繰り返したり、患者さんに寄り添ったりするうちに、少し患者さんを診ただけで、普段と何かが違うということがわかるようになるものです。

明日に使える
ひとこと

検査結果だけがすべてじゃない
何か気になる、という感覚を大事にする
患者さんに向き合う経験を大切にする

（研修ビデオ、開始）

医師A
あ〜ダメダメ、
わたしのペースを乱さないで。

医師A
そこは、そうじゃないの。
そんなこともできないの？

医師A
行動が遅いのよ。
もうちょっとテキパキしなさいよ。

看護師
さん
B先生ですか、
病棟に来ていただけますか？
またA先生が感情をぶちまけていますよ。
どうにかしてください。

上司B
そうですか。
またですか・・。
困りましたね、今伺います・・。

（研修ビデオ、終了）

上司
はい、研修ビデオを観てもらいましたが、
どうですか？
こんな医師がいたら、イヤですよね。
困りますよね。

そんなコミュニケーションの研修を受けるわたし。

上司
コミュニケーションの研修、
どうだった？

自分の感情で周りのスタッフを振り回さないように、
気をつけようと思いました・・。
自分

上司
少し大袈裟なビデオだったね(笑)
周りのスタッフを振り回さないことも大切だけど、
患者さんも振り回さないように気をつけないとね。

患者さんを振り回す、ですか？
自分

上司

そう。
診断や治療がわからない時は、
自分にはわからないということをはっきりさせる。
そうすることで、患者さんの治療が遅れることを防げる。
つまり、患者さんを振り回さずに済むということだよ。

自分

確かに、
目の前の患者さんは自分の手には負えないと判断したら、
なるべく早く相談するということですね。

上司

そうやって、
周りを振り回さない、っていう意識は大事だね。

振り回されない・振り回さない

社会で色々な人と共に生きようとする時に他人の意見を受け入れ頑張っているけれど、結局成果も得られずヘトヘトに疲れてしまう方をみることがあります。それは、患者さんと医師の関係でも、医師同士の関係でも、同様のことが言えます。

社会には色々な人がいます。個人個人の判断力は異なり、いつも成果を得られる判断をする人もいれば、いつも失敗ばかりする人もいます。あるいは、次から次へと意見を思いつき、他人に指示をいっぱい出すものの、その仕事を途中で投げ出してしまう人もいるものです。そして、自分の気分次第で相手に感情をぶつけてしまう人だっています。

医療現場も同様です。医療現場における判断には医師の心の平静が必要です。でも、イライラした感情を周りの医師、看護師、あるいは患者さんにぶつけてしまう医師を時折目にします。周りに感情をぶつけてしまうことで、周りにもイライラした感情が伝播してしまいます。すると、医療現場での心の平静が保たれず医療の判断も乱れてしまうのです。

チーム医療を実践する時、皆で決めた治療方針に沿って、一貫した態度で患者さんに対応することが必要です。でも、その方針に協力できずコロコロ態度を変えてしまう医師。治療方針をコロコロ変えてしまうと、医療者間での信頼関係が乱れるほか、患者さんの心も落ち着きません。うまくいくはずの治療がうまくいかなくなってしまうのです。

患者さんの治療方針を乱してしまうこのような事態に振り回されない、という意識はとても大切です。常に心の平静を保ちながら、患者さんの思いに寄り添い行動できること。そういった姿勢で医療現場に臨めるかで、医師としての働きやすさが格段に変わっていきます。

そして、最後にもう一つ大事なことがあります。それは、君が周りの人を振り回さないということです。例えば、患者さんの診断や治療の場面を想像してください。目の前の患者さんの病気について診断や治療を行える自信がない場合、上級医などにしっかり相談をすることをためらわないでください。どうしたらよいかわからないまま時間が過ぎてしまうことは、患者さんの治療の時期を逸してしまうことにもつながります。それは、君が患者さんを振り回してしまうということになるのです。

他人を振り回してしまう人は、そのことを自覚できていないものです。君が自覚しないうちに、周りの医療者あるいは患者さんを振り回してしまうことがないように気をつけてください。そうやって自分を俯瞰的にみられる医師の医療は、たいていうまくいっています。不思議ですが、そういうものです。

明日に使える
ひとこと

振り回されない
振り回さない
わからなければ、誰かに聞く

上司　患者さんのご家族は集まったかな?

もうちょっと時間がかかるそうです。　自分

上司　そうか、わかった。
ありがとう。

患者さんの病状と余命についてお話しする
という理解でよいですか?　自分

上司　そうだね。
患者さんのことをご家族にご理解いただいて、
どこまで検査や治療をするかを確認できればと思うよ。

わかりました。　自分

上司　これ以上検査を行って身体の不調の原因を突き止めていくのが
患者さんの幸せにつながるのか。
そういったことをお話ししながら、
今後の方針を決めていきたいね。

そうやって色々な医療の現場を見てきた。
病気に向き合うこと。
患者さんに向き合うこと。
同じようで違う。

> そういえば、
> 今日入院された患者さんに脳のMRIの検査を予定しようと思うんですが、
> いいでしょうか？

自分

上司

> さっき入院されたAさんだね。
> あの方にはその検査が必要だね。

どんな検査を行うか。
それは、**患者さんごとに違うもの。**
同じ病気をもっていても、
どこまで治療を行うか。
それは、患者さんごとに違うもの。

いろんな医療を経験して
**こうでなければならないということが、
こうでなくてもいいという理解に変わる。**
ようやくわかるその感覚。

　　　　　診断することだけが正解ではない

そういう感覚と共に
医師として大事なものが見えてくる。

患者さんの心に寄り添えるか。
そういう心がけがあれば、
自然と方針が決まるもの。

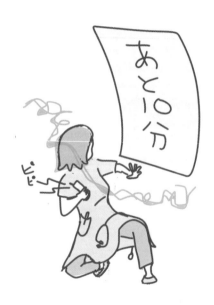

診断することだけが正解ではない

　病気を診断して、治療をする。君の毎日は、その繰り返しです。時には診断に苦慮して、悩むこともあるかもしれません。すると、診断できること、あるいはその病気の原因を突き止められることに喜びを感じるようになるでしょう。

　そうやって、診断することで、患者さんが喜ぶと思い込む気持ちも生まれるかもしれません。そういう気持ちが生まれると、いつの間にか患者さんの心ではなく、医師の心が優先されてしまうことが起きてしまうこともあるのです。

　医学の進歩には研究が必要です。過去の様々な研究があるからこそ、新しい治療法が開発されます。その研究の出発点は、患者さんを治したいという心です。治療法がなく苦しむ患者さんを治してあげたい。そういう気持ちが、研究の出発点にあるはずです。

　でも、そういった研究への関心が強まるにつれて、患者さんの心が置き去りにされてしまう事態が起きるようになりました。そういった事態はあってはならない。その

ために、研究にあたっては倫理委員会の承認を得ることが当たり前の時代になりました。

　医療は患者さんを中心に動きます。患者さんを中心に物事を考えるということです。患者さんの気持ちに配慮しながら、患者さんにとってどんな医療が正解なのかを常に考えます。そうやって、患者さんごとに医療を組み立てていくのです。医師の心を優先するのではなく、患者さんの心を優先するということです。

　世の中には、診断をつけても治療ができない、あるいは治せない病気があります。あるいは、もうこれ以上は検査をしても治療に結びつかないという状況もあります。その患者さんの立場に立って考えると、これ以上病気が良くならないのであれば、診断も検査もして

もらう必要はないと考えることもあるでしょう。

　そういった患者さんの気持ちに配慮できない医療は、うまくいきません。診断のために医師がいくら苦労しても、結局患者さんも医師もお互いに辛い思いをしてしまうことがあるものです。今行っている医療が本当に患者さんにとってメリットがあるかどうかを考えることは、患者さんにとっても、医師にとっても、とても大切なことなのです。

　患者さん自身が、人としてどのように生きたいか。患者さんのご家族が患者さんに、人としてどのように生きてもらいたいか。そういった気持ちを確かめ、患者さんの人生観に沿って医師として何ができるか。そういった姿勢が大切なのです。

明日に使えるひとこと

患者さんにとって良い医療かどうか
医師の気持ちが優先されていないか
患者さんの気持ちに沿った医療が正解

すみません、
わたし、今日はミスが多いですね。 自分

上司 ちょっと休憩して休もうか。
午前中の、患者さんとの面談や会議で疲れたのかな。

先生も面談や会議にいっしょに参加していたのに、
疲れないんですか？ 自分

上司 もちろん疲れたけど、
気分を切り替えたから大丈夫だよ。

気分の切り替えですか？ 自分

そう、
気分の切り替え。
患者さんとの面談や
上司 たくさんの人が参加する会議で
こちらから治療方針を提案したり、ご意見をうかがう
やりとりの場面では、
どうしても僕らとは違う意見も出るでしょう。
交渉みたいなところがあるよね。

そうですね。
今日も色々な意見が出てましたね。

自分

上司

そんななかで自分たちの意見がなかなか受け入れられないと、
多少**心が動いてしまう**こともある。

そうですね。
**提案を受け入れてもらえないと
少し残念な気持ちになりますね。**

自分

上司

でもね、
患者さんとの面談でも、
会議でも、
みんな、患者さんの幸せを追求するために、
色々な気持ちを話しているわけだよね。
そういった共通の目標を意識できると、
どんな意見も
自分が達成したい**患者さんの幸せを目指していることに
変わりない**と思えるようになる。
そうやって
自分で自分の心の平静を保つように操作する。
そうやって気持ちを切り替えられるようになると、
とても楽に生活できるよ。

　　相手を変えたければ、自分を変える

そういうことを教えてもらってから、
わたしは
自分の気持ちと向き合う癖がついた。
そうやって自然と
自分の気分を一定に保つことができるようになったの。

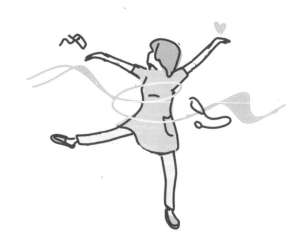

相手を変えたければ、自分を変える

君は自分の気持ちを変えることは得意ですか？　自分の気持ちと、他人の気持ちでは、どちらの方が変えやすいですか？　多くの人が、自分の気持ちであれば変えやすいと答えるでしょう。

でも社会では自分の考えを相手に伝え、他人を変えることも多いものです。自分の気持ちは変えやすいかもしれませんが、他人の気持ちを変えるにはそれ相応のエネルギーが必要です。

ただ医療現場は少し特殊な場所です。医療現場では患者さんは病気を抱えます。病気に困り、治療を希望して病院を受診されることが多いでしょう。つまり、患者さんと、医師である君には、共通の目標があります。病気を治すという目標です。この共通の目標があるからこそ、医師は患者さんの意見を変えられると言えるでしょう。

人には、異質なものを排除したがる性質があります。逆に同質のものを受け入れやすいという性質もあります。ですから、お互いに同じ共通の目標を意識することで、相手を受け入れやすい状況が生まれるのです。医療現場では病気を治すという共通の目標を意識することで、患者さんと医師がお互いを受け入れやすい状況を作ることができます。

ただそうは言っても、患者さんや他職種の方に君の意見を伝えても、なかなか相手の態度や考えが変わらないという事態は珍しくないでしょう。人は経験に基づいて多種多様な価値観をもつわけですから、仕方ありません。その状態に対して、君の意見をそれ以上強く主張しても、なかなか事態は変わらないこともあるでしょう。

そんな時は自分を変えることで、君の心の平静を保とうとしてみてください。医師にとって大切なのは、心の平静です。正しい判断をするためには、心の平静が欠かせません。相手に自分の意見を受け入れてもらえない時には、心の平静を失ってしまうことが珍しくありません。そして心の平静が欠けた状態では、医師のパフォーマンスが落ち、ミスが増えたり、疲労が増したり、いいことはありません。

だからこそ、君の心の平静を保つために、共通の目標を意識して、いったん相手を受け入れ、心を整えてください。物事は常に変化し続けます。相手の心や様々な状況も変化し続けているのです。心の平静を保った状態で待っていれば、不思議と相手の意見が変わったり、状況が変わることもあるものです。あるいは、自分の意見が変わるかもしれません。

自分を変える術を身につけている医師ほど、医療がうまく展開するものです。自分を主張し続けずに、主張したり、引いたり、緩急をつけて自分を操作する。自分の心を操れると、とても便利です。

ヒントになる一言

病気を治すという共通の目標を意識する

いったん自分を変えてみることも必要

緩急をつけて自分を操作する

紹介患者さんの結果が出ました。 自分

上司 こちらで決めた方針で
大丈夫そうだね。

そうですね。
前医では、もう少し治療の工夫ができなかったんですかね。 自分

上司 前医はよく対応してくださっていたと思うよ。
『後医は名医』という言葉があるだろう。
**患者さんを最初に診た前医よりも、
後から診た後医の方がより正確な診断・治療ができる
ため名医に見えてしまう。**
そういうものだよ。

確かにそうですね・・。
すみません。
前医で対応してくださったから、
ようやく疾患の鑑別が絞られてきますね。 自分

上司

それにね、
僕たちは前医の環境を想像しなければならない。
あらゆる患者さんを診て忙しい環境のなかで
紹介してくださったのかもしれない。
紹介状を記載することさえできない多忙な診療現場もあるからね。
そういった、**前医の立場を想像できるかどうか。**
それは、とても大切だね。

自分

自分よりも経験豊富な先生が
紹介してくださっているんでしょうから、
敬意をもって対応しなければならないですね。
反省します。

そうやって
前医への配慮を教えてもらったあの頃。

医師として経験を積めば積むほど、
あの時上級医に教えてもらった言葉が心に響く。

そして、
そんな相手への配慮は、自分のところへ戻ってくる。
自然と自分が気持ちよく働けるようになる。
そういうもの。

　　　　　　　　　　　　　　前医への配慮

紹介の患者さんは到着したのね。
連絡をくれて、ありがとう。

自分

たぶん前医は忙しいなかで紹介くださったんだろうし、
当直の時間帯に切り替わる前にと思って
早めに紹介してくれたんだと思うわ。
こちらに配慮してくださったのよ。

前医への配慮

君は他院から紹介された患者さんを担当したことはありますか？患者さんを紹介してもらう理由は色々あると思います。その病気やその病状に対して、前医では治療ができない場合もあるでしょう。前医で治療していたけれど、その治療がうまくいかなかった場合もあるでしょう。

そうやって患者さんを紹介していただいた時に、紹介を受ける側として前医への配慮が欠かせません。「後医は名医」。前医よりも、後から診た君たちの方がより正確な診断・治療ができるということをわきまえる。君の診療に磨きをかけるためにも、そういった態度が欠かせないのです。

医師としての経験が浅い人ほど、紹介を受けることで、優越感を感じ勘違いしてしまうことがあります。自分を棚に上げて、前医への不満を述べてしまったり、前医の治療の欠点を口にしてしまう先生がいます。でも、その態度によって得られるものは少ないでしょう。

君はこれから色々な病院で働き、君自身が他院に患者さんを紹介することもあるでしょう。そういった経験を通して、紹介する前医という立場では、どのような気持ちを抱くことがあるのかを理解できるようになるものです。医師として、協力し合う経験を積むということです。

医療には、協力が欠かせません。様々な医療者が協力しあって、一人の患者さんを救います。そういった協力関係を築くには、医療者同士の相手への思いやりが必要です。どんな医療機関が偉くて、どんな医療機関が偉くない、というようなことはありません。それぞれの医療機関が、それぞれの役割を果たしながら患者さんを救うのです。

君はこれから、医師としての働き方を考えることがあるでしょう。人としての体力や家庭事情など、様々な要素を考慮して君自身の医師としての働き方を選択していくことになります。そういった様々な人生経験を積んで、年代ごとの働き方、医療機関ごとの働き方という視点も学ぶでしょう。そうやって、様々な医師への敬意も学ぶのです。

そういった経験を通して表現できるようになった思いやりは、つながっていきます。君が表現した感情は、まわり回って、また君のところに戻ってきます。そういうものです。ですから、君が前医に伝えた思いやりの心は、いつしか君のところに戻ってきます。そうやって君の働きやすさが充実していくのです。

そういうことを理解しながら、君にとって働きやすい環境を自分自身で作りあげてください。君が安定した気持ちをもちながら仕事のパフォーマンスを向上させられる環境を自らの姿勢で作っていくのです。

明日に使えるひとこと

前医への配慮を忘れない

思いやりは、巡りめぐって戻ってくる

自分の働きやすさは、自分から

chapter

4

治療する、
ということ

同僚
どうしたの？
そんなにソワソワして。

30分後くらいに、
救急外来にけいれんの患者さんが到着するみたいなの。
でもわたし、けいれんの患者さんを診たことないから、
緊張しちゃって・・。
自分

今から上級医に相談するところ。

同僚
わたしも経験を積みたいから、
いっしょに行ってもいいかな？

いいよ、心強いわ。 自分

そうやって一つひとつの経験が
新鮮だったあの頃。

ちょっと逃げたくなる気持ちと、
それじゃダメって思う気持ち。
そんないろんな気持ちをもちながら、
毎日生活していたわたし。

薬剤師
さん

先生、
薬の投与量ですが、
少し少ないかもしれません。

どうもありがとうございます。
修正します。

自分

看護師
さん

病棟から連絡がありました。
あと30分で入院の受け入れが可能とのことです。

わかりました。
教えていただいて、
ありがとうございます。

自分

あの頃は、
目の前の仕事をこなすことで精一杯だった。
一つ新しい物事を経験すると、
すぐにまた新しい物事がやってくる。
その繰り返し。

でも、
色々な人に助けてもらいながら、
色々な経験を積むうちに、
少しずつ自信がついた。

そうやって、
逃げなくて良かったって思う自分。

　　　　　立ち向かう医師と、逃げる医師

でも、
何年経っても、
変わらないことがある。
それは、
どんなに経験を積んでも、
次から次へと新しい物事がやってくるっていうこと。

それに、
いったん身につけた知識も、
時が経てば、
古くなる。
だから、
また新しい知識を学ぶ。
その繰り返し。

そうやって指導医として知識を提供する今。

医師になりたての時期だから、
緊張するでしょう。

自分

若い
医師

はい、新しいことの連続です・・。

そんなものよ。
いくら経験を積んでも、
新しいことの連続。

自分

立ち向かう医師と、逃げる医師

　自分が慣れていない物事には不安を覚えるものです。医師としての経験が浅いうちには、そんな不安がたくさんあります。そんな時は逃げずに。でも、上級医などのサポートを十分に利用しながら乗り越えてください。そんなお話をします。

　君がまだ診療に慣れていないうちには、誰かがサポートをしてくれるでしょう。そういったサポートを利用できる時期には、ぜひそのサポートを十分に利用してください。そして、サポートを受けながら、自分が慣れていない物事を積極的に経験してください。

　医師として未熟なうちに様々な経験を積むことは、将来の自分を助けることにつながります。逆に、あらゆる困難から逃げて、経験不足のまま上級医になるとどうなるでしょう。苦手なことから逃げたその時は楽かもしれません。でも、そのツケが、後になって必ず回ってきます。

　若いうちに困難から逃げる癖を覚えてしまうと、その後も困難な現場から何度も何度も逃げ続け、肝心な時に現場にいない医師になってしまいます。そして、自分の判断で患者さんへテキパキ対応する能力が求められる立場になっても、自分に身についていない知識や技術をごまかしながら診療を行わなければいけなくなるのです。

　それは、相当なストレスです。ストレスフルな働き方を続けていると、人の身体はどうなるでしょう。自分が気付かぬうちに精神が病んでしまうことも少なくありません。そうやって医療現場で働けなくなってしまう医師がいます。そういう現実を知っているからこそ、この話を君に伝えたいと思うのです。

　困難に一人で立ち向かう必要はありません。立ち向かう時には、ぜひ助けを呼ぶことも忘れないでください。困難を乗り越える時に「過度な」ストレスはいりません。「過度な」ストレスを「適度な」ストレスに変えるために、周囲に助けてもらいましょう。

　上級医、看護師さん、薬剤師さんといった、あらゆるサポートを受けながら、様々な困難に挑んでください。医療はチームで行うものです。君がチームの誰かに支えてもらった分、君がチームの誰かを支えてあげてください。そうやってお互いにサポートし合いながら、たくさんの患者さんを救ってください。

　あらゆる困難に立ち向かっていく医師は、周囲のサポートを得られるように準備することが得意なものです。そういうサポートがあるからこそ、頑張れる。そういうものです。そうやって医療に臨むと、わかることがあります。それは、どんなに経験を積んでも、新しい経験があるということです。医療現場は、立ち向かうことの連続なのです。

明日に使えるひとこと

逃げる癖をつくらない
周囲のサポートを積極的に利用する
いつまで経っても、新しい経験がある

上司 ちょっと治療方針の打ち合わせをしようか。

わかりました。 自分

上司 この患者さんは、
この薬を投与することで、
これからこんな経過になることが予想される。

特にこんな副作用が出る場合があるので、
そんな症状があれば教えてくれるかな。

そうなんですね。
わかりました。 自分

自分が若い頃には、
そうやって治療の見通しを教えてもらった。
だから、
初めての物事でも、
心の余裕をもって経験することができた。

上司 これから治療をすると、
こんな経過になっていきます。
一方、副作用でこんな症状が出ることがあるかもしれません。
もしもそういった症状が出たら教えてください。

わかりました。
身体が良くなってくれるといいな。 患者
さん

いっしょに頑張って治療していきましょう。

患者さんも、
わたしと同じ感覚だったと思う。

治療の見通しがわかることで、
目標が鮮明になる。

目標が鮮明になるから、
治療意欲も湧く。

患者さんが病気と戦う決心をすることで、
患者さんと医療者が団結して、
病に立ち向かうことができる。

あの頃当たり前のように経験していたことが、
実はとても大切なことだと知ったのは、
そのずっとずっと後。

医師として自分で苦労するようになって、
ようやくわかった。

同じ方向を向くことがどんなに大切かが、
ようやくわかったの。

　　　　　　同じ方向を向く、ということ

看護師
さん

> 先生、
> A先生の担当患者さんから、
> 「いつになったら退院できるんでしょう?」
> って看護師に質問がくるんです。
> A先生にアドバイスしてあげてもらえませんか?

> そうですか。
> わかりました。
> 患者さんと方針が共有できていないんでしょうね。

自分

患者さんと同じ方向を向くことで、
ほかの医療者にも良い影響が出る。

患者さんと同じ方向を向けていないことで、
ほかの医療者にも悪い影響が出る。

そういうもの。

良い医療は、
同じ方向を向くことから始まる。

患者
さん

> すみません、
> A病棟に行きたいんだけど、
> どうやって行ったらいいんですかね?

> こちらの方向ですよ。
> 途中までいっしょに行きましょう。

自分

同じ方向を向く、ということ

　君は患者さんの治療に難渋したことはないかもしれません。でも、君はいつかそういった経験をします。自分がいくら患者さんの病気を治してあげたいと思っても、患者さんの病状がなかなか良くならないという経験です。

　その時にとても大事なことがあります。それは、君と患者さん、君と他の医療者が「同じ方向を向く」ということです。これは、治療にあたってのお互いの考えをそろえて、同じ治療方針にそって治療を行うということです。

　この重要性が認識できるのは、様々な病気や、その治療現場を経験した後かもしれません。病院内のスタッフに限らず、院外の機関とも協力しながら患者さんの治療を行うようになって、ようやく気づく事柄かもしれません。

　この「同じ方向」というものを、患者さんの目線と、医療者の目線で分けて考えてみましょう。まず患者さんの目線です。患者さんは、自分の病気がこれからどうなっていくのかという不安を抱えていま

す。病は気からとも言いますが、患者さんにとっても、医療者にとっても、病気を治すために患者さんの不安をコントロールすることは大切です。

　見通しがわかることで、不安が軽減される効果が生まれます。患者さんにとって、治療の見通しがわかることで、不安が軽減し、医療者と協力して治療に臨もうとする姿勢が生まれるようになります。このように患者さんに治療意欲があるか否かは、治療の成果に直結します。

　次に医療者の目線です。医療者同士が、治療に対する共通理解をもつことで、治療に当たっての準備がスムーズにできたり、一貫した共通の態度で患者さんと接する

ことができます。そうやって治療のうえで適切な環境を整えることは、医療者の側にとっての安心にもつながります。

　このように、「同じ方向を向いて」治療に関わることは、患者さんにとっても、医療者にとっても、心を一定にして協力して最善の治療を行うために必須の事項なのです。ですからもしも、治療に難渋してうまくいかないことがあれば、まず「同じ方向を向く」ために、患者さんや医療者とあらためて共通理解を図ることをお勧めします。

　相手があるシチュエーションや、複数人で協力して活動する場面では、「同じ方向を向く」ということがとても役立ちます。ぜひ、試してみてください。

明日に使える
ひとこと

みんなで共通の理解をもつ
治療の見通しは、安心につながる
困っているときこそ、同じ方向を向く

先生、お久しぶりです。
その節は本当にお世話になりました。　自分

上司　久しぶりだね。
医師になって、もう何年目になるの？

医師になって10年目です。　自分

上司　もう10年目になるのか。
時が経つのは、早いね。
仕事は順調？

はい、なんとか、やっています。　自分
ようやく医療現場の色々な事情を理解できるようになってきました。

上司　そうかあ、
以前に一緒に働いた若い先生がこんなに立派になって、
僕も嬉しいよ。

キミにこんなことを言えるのは、
もう最後になってしまうかもしれないから、
伝えておくね。

慣れた今の時期だからこそ、注意してほしいな。

気が緩んで、
普段犯さなかったミスを犯してしまうことがあるからね。

上司
でも、
もっと気をつけたいことがあるんだ。

それは、キミがある程度自分の判断で働けるようになったことを
自分だけの力と勘違いしてしまうこと。

キミは色々な人の指導あるいは支えがあって、
活躍できる自分をようやく手に入れたんだよ。

指導医以外にも、
看護師さん、薬剤師さん、事務の方々。
そういった多くの人の支えがあったからこそ、
今の自分があるという感謝の気持ちを忘れないでね。

その気持ちを改めてもつことが
この時期に最も大切なことなんだよ。

はい、気を引き締めてがんばります！
自分

上司
そうやってまっすぐなところは変わっていないね。
いいことだね。

ある程度自分で判断して行動できるようになった時期に、
周囲への感謝を忘れて自分の行いたいように行動するようになると、
ボロが出てくるものだよ。

113

最も危ない慣れた頃

上司　そうやって、周りの医療者とうまく協力して働けなくなる医師がいるんだ。

すると、
周りの医療者とうまく協力できないから、
医療もうまくいかなくなる。

医療がうまくいかないから、
患者さんとのトラブルも増える。

感謝の気持ちを忘れて、勘違いしてしまうと、
そんな悪循環にはまってしまう。

だからこそ、
キミが医療に慣れた今の時期には、
改めて**自分を自分で律する**ことが欠かせないんだ。

これからはもう、
こんな忠告をしてくれる人はいなくなるよ。
キミが若者にそういった忠告をする立場になるんだよ。

そんなことを10年目の時期に教えてもらった。
今ある自分は、
周囲のおかげ。
いつになっても、
そういった感謝の気持ちを忘れない。

114

最も危ない慣れた頃

僕が上級医として若い先生の指導をする際に、気をつけている時期があります。それは、医師になったばかりの時期と、医師としての働きに慣れた10年目頃の時期です。

誰もミスを起こしたくないし、起こしてもらいたくない。でも人間は、どうしてもミスを犯してしまうものです。だからこそ、医療現場ではダブルチェックが欠かせません。医師、看護師、薬剤師と色々な職種が協力して、ミスを防いでいます。

医師になったばかりの時期は、社会人としても、医師としても、何もわからない状態で働き始める者がほとんどです。過度な緊張があって心の余裕がないために、ミスが起きてしまう。そんなことがあるものです。ですから、どんな職種であっても、入職シーズンは警戒を強めています。

そんな入職したての頃も過ぎて、指導されるという立場から、指導する行動が増えた10年目を迎える頃、気持ちの緩みが出てくる

ものです。ある程度の仕事はスムーズにできるようになり、仕事場での判断も機敏にできるようになっている時期です。

でも、そんな時期こそ、注意してください。これまで注意していたはずの物事で判断を誤ってしまうことがあるのです。でも、この時期に注意するのは、薬の処方などの仕事でのミスばかりではありません。社会人として相手にどのように接するか、という基本的なマナーにも注意が必要なのです。

社会人として10年目を迎える頃に身につけてもらいたい姿勢。それは、一から考え直すという姿勢です。今の自分がどうしてここまで成長できたのか。周囲のおかげでここまで働けるようになったのか。そうやって自分自身を改めて

見つめ直してもらいたいのです。

そうすると、社会がどのように回っているかが見えてきます。君が独り立ちできて、自信をもって診療を行えるようになった背景には、様々な人の支えがあります。未熟な自分を指導してくれた指導医、診療を支えてくれた看護師さん、薬剤師さん。

様々な人の支えがあったからこそ、今の君の診療が成り立ちます。それを、自分だけの力でなし得たかのように勘違いしてしまうのが、医師になって10年目の頃です。その時期を、勘違いして通り過ぎてしまうか、周囲への感謝を改めて感じる時期に変えるのかで、その後の成長が変わります。そんな医師を何人も見てきました。

明日に使えるひとこと

注意してもらいたい時期がある
君が独り立ちできたのは、周囲のおかげ
慣れた頃には、周囲へ感謝を

先生、点滴を確保できなくて・・・。
代わってもらえませんか？　自分

上司　わかった、いいよ。

そうやって、いつも助けてくれる先生。
手技はなんでも上手。
患者さんからも信頼されている。

先生は**なんでもできてうらやましい**です。　自分

上司　そんなことないよ。
地道にたくさん経験を積んだから、
技術や知識が身につくんだよ。

そうですか。
先生でも困ったことはあるんですか？　自分

上司　もちろんだよ。
困って考えての繰り返しだよ。
君もきっとできるようになるよ。

時間が経てば、
あの頃はつまらないことに悩んでいたものだなあ、
なんて思うものだよ。

そうやって励まされていたあの頃。
そんな先生はほかの医師のことをよく知っていた。

同僚のA先生なんて、どんどん手技がうまくなっていくんですよ。
才能が違うんだろうと思ってしまいます。

自分

ははは。
それはね、**それだけ努力をしているから**だよ。
A先生は、
手技を上手くなろうと色々な現場を見学しているよ。
それに、事前の準備も丁寧に行っているよ。

上司

あ、そうなんですか。
知らなかったです。
先生、いろんな先生のことを見ているんですね。

自分

そうだよ。
そうやって**地道に頑張る姿勢は、
必ず誰かが見ている**ものだよ。

上司

それに、
上級医自身も
そういう苦労をしているものだよ。

そういう言葉を聞いて、
わたしはようやく地道に努力するようになった。

スーパーマンはいない

そうやって、
少しずつ手技が上手くなって、
少しずつ知識もついていった。

そんな経験をしていたら、
いつしか自分が上級医という立場。

そんな立場になって、
昔は見えなかったものが
見えるようになった。

それぞれの医師の努力。
看護師さんの心遣い。

そういうものが、
少しずつわかっていった。

後輩
先生、
どうやったら先生みたいに
なんでもできるようになるんでしょう。

なんでもできるスーパーマンはいないの。
焦らないで、
一つひとつ自分のペースでこなしていけばいいのよ。

自分

そういう努力は
必ず誰かが認めてくれるから。

スーパーマンはいない

君が医療現場で働くと、豊富な知識をもち、何を質問してもすぐに答えをくれる上級医に出会うようになるかもしれません。あるいは、自分よりもなんでもテキパキこなしてしまう同僚に会うかもしれません。そういう医師の姿を見て、自分もそんな医師になりたいと思うものです。

でも、君にはぜひ知っていただきたいことがあります。それは、どんな医師も、日々努力をするなかで苦い経験もしながら成長しているということです。そして、様々なことをなんでも器用にこなすスーパーマンはいないということです。

どんな患者さんともうまくコミュニケーションをとる医師は、やはり患者さんを知ろうとする努力をしているものです。どんな手技もうまくこなしてしまう医師は、その手技を行う前の準備をうまく工夫していたりします。そうやって、仕事をうまくこなしてしまう医師は、絶えず努力をしているものです。

そういった努力はなかなか他人には見えないかもしれません。で

も、努力している医師には、同じように努力している医師の心がけがわかるものです。そうやって、どの医師もやっぱり努力を惜しまずに頑張っていることを知るのです。そういった努力を理解できるようになると、その姿勢に対して敬意を感じるようになります。

上級医から若い医師への視線にも、同様のことが言えます。上級医は、若手の医師が経験していることを、すでに何度も経験しているものです。すると、若手の医師の行うことや、その時の気持ちを知っています。治療がうまくいかない時の気持ち。粘り強く頑張り続けた結果治療が成功した時の喜び。そういったことを理解しているものです。

ですから上級医は、医療現場で働き頑張る君の姿を見て、心のなかで君を応援しているものです。

そして上級医は、君が抱えている困難に対する解決方法を、何パターンも知っているものです。だから、もしも君に困ったことがあったら、上級医に相談してみてください。

そうやって君の苦労を上級医と話し合うなかで、君は上級医の苦労も知るようになります。自分が知らなかった苦労をいくつも経験していることがわかるようになります。そして日頃、上級医が君たちを陰ながら支えてくれていたことに気づくようになるのです。

スーパーマンのような力は必要ありません。しかし、君の周りで働く上級医から色々なものを学んでください。一人ひとりの上級医から学ぶ機会を得られることは、今後あまりないかもしれません。それほど若い頃は、学ぶチャンスがある貴重な時期なのです。

明日に使える
ひとこと

> どんな医師も苦労をしているもの
> 君の努力を見てくれている人はいる
> 上級医から学ぶなら、今

先生、
患者さんとやりとりをしていると、
なんだか話が噛み合わないことがあるんです。

自分

良かれと思って言っていることも
裏目に出てしまうことが多いんです。

上司

なるほどね。
そういうことはあるかもしれないね。

医師が想定している反応とは違う反応が
患者さんから返ってくるってことかな？

そうですね。
こちらは正しいことを伝えているつもりなんですけど、
どこか患者さんと通じ合わないところがあるんですよね。

自分

上司

医師の価値観と、
患者さんの価値観が異なることは珍しくないよ。

ただ、
医師が理解できている治療経過の見通しを、
患者さんと共有できていなかったり、
患者さんの価値観を
医師が理解できていないことが原因の場合もあるね。

> 医師の側が、
> 患者さんはこう思っているだろうと憶測で思い込んでしまう
> こともあるんだ。
> そういったあやふやな状況のまま診療を続けるんじゃなくて、
> **お互いに理解し合うために、**
> **対話を重ねる**ことが大切だよね。

自分の正義ばかりを主張していたあの頃。
自分の価値観が正解かのように思い込んで、
患者さんの幸せを勘違いしていたわたし。

そんなわたしが変わり始めたのは、
患者さんを看取ったあの頃。

自分では、
患者さんにもっとこうしてあげれば良かったと
悔しさを感じてたあの時
患者さんのご家族に
「先生、ありがとう」
って言ってもらったことがあった。

こんな自分に感謝してもらうことに
申し訳なさを感じたの。

そういう経験をして、
変わっていったわたし。

自分の正義と、相手の正義

患者さんに押し付けるような価値観ではなくて、
患者さんと共に命に向き合おうとする
真摯な気持ち。

そんな気持ちがあれば、
価値観が違う患者さんとも
うまくいく。

主張する正義が、
次第に受け入れる正義に変わっていく。

そうやって柔軟な正義をもてるようになると、
患者さんも楽になる。

若い
先生
> こちらの言うことを聞いていれば、
> 治療がうまくいくのに・・。

> 勘違いしちゃいけないよ。
> **あちらの言うことを聞くところから**
> **始めてみるんだよ。**

自分

主張せずに、
そっと支える正義。
そういった姿勢が必要。

自分の正義と、相手の正義

君は医師になり、病気の治療方法を学ぶでしょう。この病気には、この治療法。この治療法よりも、あの治療法の方が早く効果が現れる。患者さんの病気を治すために、そういった様々な知識を蓄えていきます。

そして、治療によって様々な患者さんの病気が治り、患者さんの笑顔をみることによって、自分の対応に価値を見出していくのです。そうやって医師はいつしか、患者さんを治療することがいいことであるという正義を学んでいきます。

特に、医師としての経験を積み重ね始めた若い時期には、心の余裕がない状況が多いだけに、自分の行動に価値を見出そうとするものです。すると、患者さんを治療することが良いことという気持ちばかりが先行し、患者さんの気持ちに寄り添えない状況が生まれることがあります。

でも、医療で目指すのは、患者さんを中心とした医療です。患者さんの気持ちへ配慮しながら、患者さんの幸福を考えます。もちろん幸福の考え方は、患者さんと医師とで違っているかもしれません。医師の正義が、相手の正義と同じとも限らないということです。

お互いの正義を理解するには、やはり患者さんとの対話が必要です。患者さんとの対話のなかで、医師が正しい医療的知識を患者さんに提供し、そのうえで患者さんご自身で幸福について考えていただく。そういった機会を通して、少しずつお互いの正義への理解が深まります。

お互いの正義への理解が深まると、意見の違いがあっても早い段階で修正できるものです。この場合の修正とは、お互いの意見を一致させるというよりも、思い込みだけで話を進めることがなくなるということを指します。

お互いの意見が異なることは、人間であれば仕方ありません。異なった考え方をもっていて当たり前。自分の正義と、相手の正義は違うもの。そういう理解のもと、自分の気持ちを相手に押し付けずに配慮できる姿勢をもっていれば、お互いに気持ちを伝えやすくなります。

患者さんは医療者に対して、どうしても意見を述べにくいものです。それを理解したうえで、患者さんが医療者に意見を伝えられる環境をつくれるように配慮することは、医療者に必要な姿勢です。そういった姿勢で患者さんに接することができるようになると、自分の正義を相手に押し付けることもなくなってくるでしょう。そうやって、患者さんに寄り添う医療を実現できるようになるものです。

明日に使えるひとこと

いろんな正義があるもの
対話を通して、相手の正義を知る
相手が発言しやすい環境をつくる

> 患者さんの状態、なかなか良くならないですね。　自分

上司　こんなものだよ。
この病気を治療した時の
自然の経過を知っているかい？

> いえ、
> あまり理解できていません。　自分

上司　そうか。
薬を投与してから解熱するまでには、
数日はかかるものだよ。

> そうなんですか。　自分

上司　医師として働き始めた頃は、
そういった治療の経過を予想できないことが多いから、
不安になることも多いと思うよ。

> そうですね。
> これでいいのかなって不安になりますね。　自分

上司　だから、
僕たちみたいな上級医にあらかじめ
治療した後の自然の経過を聞いてみるといいよ。

上司　そういった治療後の予想が立てられるようになると、
自分たちの予想と比べて、
今の患者さんの経過がどうなのかっていう比較が
できるようになるだろう。

そういった比較をして、
自分たちの治療を評価するんだよ。

予想していた経過と異なっていれば、
把握できていない病態が隠れているかもしれないと疑うこともできるだろう。

自分　なるほど、そうやって判断しているんですね。
そうやって判断できるまでには、どのくらい経験が必要ですか？

上司　それはね、
医師ごとに違うかな。

自分が向き合う問題を、
すぐに経験に変えてしまう医師もいれば、
何度同じ問題に当たっても悩んでしまう医師もいるね。

自分　そうですか。
問題を経験に変えてしまう医師と
そうでない医師で、
いったい何が違うんですか？

　　　　　　　　問題は、のちに経験に変わる

上司

いい質問だね。
それはね、
周りの医療者と連携して働くっていう
チームへの意識かな。

チーム、ですか？ 自分

上司 そうだよ。

チーム医療を意識できている医師には、
多職種から色々な情報が入ってくる。
患者さんの経過を理解したり、
病気の問題点を理解するには、
多角的な視点で
色々な情報を学べた方がいいんだよ。

そうやって
チームを意識して、
メンバーに配慮しながら
たくさんコミュニケーションをとれる医師は、
成長が早いよ。

そう教えてもらったことが、
10年以上経ってようやく理解できた、わたし。

確かに、チームを意識して問題に関われる医師は、
やっぱりすごい。

問題は、のちに経験に変わる

　君は上級医に教わりながら患者さんを治療するなかで、薬の効果やその副作用、そして患者さんの体調の変化を経験します。もちろん患者さんの体調が回復していく過程は、君にとっても嬉しいものです。しかし一方で、治療がなかなかうまくいかない時には不安を抱きながら過ごすことも少なくないでしょう。

　医師としての経験が浅い時期には、治療の見通しが立たないものです。この治療を行うことによって、どんな経過が予想されるか。そういった見通しを知らないからこそ、不安を覚えます。医師としての経験を積むことで、治療経過を予想できるようになり、その分不安も軽減するものです。そして、今の問題は、自分の見通しと比べてどういった点が異なるのか、分析できるようになります。

　ですから、ぜひ治療経過の見通しを上級医から教わってください。そして、その見通しを知ることで、どれだけ君自身の不安が取り除かれるかを経験してみてください。そういう君自身の経験を通して、

患者さんにも治療経過の見通しを伝える意義が理解できると思います。君の不安が軽減するということは、患者さんにも同様の効果があるということです。

　臨床現場でいくつもの問題を経験すると、次に同様の問題が起こった時には対処しやすくなっているものです。そうやって自分に実力がついていることを実感するのです。どんな問題も、のちに経験に変わることを理解します。ですから、大変だなあと思う問題にも、しぶとく向き合ってみてください。

　このように、現場の問題を経験に変えられる医師になるかどうかは、働き始めて数年の姿勢でよくわかります。最初の10年で大きく成長する医師には、共通点があります。それは、チームで協力して働く姿勢です。あらゆる職種の人

に対して敬意をもって丁寧にやりとりできる医師には、情報が集まるので、あらゆる知識を身につけられます。そして、周囲のスタッフから信頼された安定した仕事ぶりを発揮するのです。

　逆に、体験した問題を、いつまで経っても経験に変えられない医師もいます。それは特に、チームを意識できない医師です。自分の意見に固執してしまったり、相手の気持ちを尊重できない医師。そういった医師は、医療現場の信頼を獲得できません。信頼を獲得できなければ、情報が集まってこず、成長できないのです。

　患者さんを治療するにあたっては、ぜひチームを意識して、チームで問題に向き合う姿勢を忘れないでください。一人ではなく、チームで問題を解決することで、様々な経験を得るものです。

明日に使える
ひとこと

自分の見通しを立てる癖をつけよう
問題は、必ず経験に変わる
チームを意識して、問題に向き合う

上司　だいぶ治療方針を決めることができるようになったね。

そうですか？
ありがとうございます。　自分

上司　以前だったら、
「この治療法じゃなければいけない」って
治療の選択肢が少なかったけれど、
今は、
患者さんの状態やその場の状況に合わせて
柔軟に治療法を考えられるようになったと思うよ。

嬉しいよ。

わたし、頭が固かったから
看護師さんも困ってましたよね、きっと・・。　自分
その度に先生のところに連絡がいったりして・・、
恥ずかしい・・（笑）

僕も若い頃はそうだったよ。
上司　「こうじゃないといけない」と思ったら
なかなか考えを変えられなかったな。

それに
一つの決まった選択肢しか
考え出せなかった。

上司
でも、
そのうちに気がつくんだよね。

限られた選択肢しか挙げられない
自分の力不足に気づくんだよね。

先生もそんな経験があるんですか？　自分

上司　そんなもんだよ、みんな。

でもね、
**これからの時代を生きるキミたちには、
柔軟な頭が求められるよね。**

支援を必要とする多くの人たちを
少ない人材で支えなければならない、
そんな時代がやってくる。

そんな時代には、
これまでのような働き方では
社会が回っていかない。
だからこそ、
これまでの当たり前は、
これからの当たり前ではなくなる。
むしろ、その当たり前を変えていかなければならない。
そうやって柔軟に考えを変えていく姿勢が求められるだろうね。

解決方法は一つじゃない

上司

キミたちの世代はこう感じるかもしれない。
少子高齢化や人口減少で大きく変わっていこうとしている今の社会は、
キミたちの世代がつくったわけじゃない。
上の世代の人たちがつくった社会を
自分たちは必死に生きなければならない。
そんな歯痒い気持ちを抱くかもしれない。

でもそんな立場のキミたちだからこそ
次の時代を生きる人たちに
どんな社会を届けるべきかを
真剣に考えられると思う。

次の世代の人たちが困らないように
どんな社会を準備してあげられるのか。
今すべきことは何なのか。
**キミたちの世代だからこそ、
次の世代に柔軟な社会を届けられる**と思うんだ。

これからの時代を社会人として生きるわたし。
どうやって社会を支えるか。
どんな社会を次の世代に届けるのか。

わたしたちの世代だからこそ感じる
この思い。

解決策は、一つじゃない。

解決方法は一つじゃない

　君は医師になり、上級医のもとで患者さんの治療を学びます。ある病気に対して、最初は一つの治療法しか知らなかった君も、医療現場の経験をたくさん積むことで、いくつもの治療選択を学ぶようになります。そうやって柔軟に治療戦略を組み立てられるようになります。

　経験がある医師ほど、患者さんやその場の状況に合わせて、柔軟に治療法を選択できるものです。腎臓の病気がある患者さんだから、この治療法を選択する。医療現場にある限られた薬のなかからベストな治療薬を選択する。そうやって、状況に則した治療法を選択できるようになります。

　患者さんの治療に必要なものは、薬だけではありません。人材が必要です。病院の様々な職種のスタッフ、他施設の方々。そういった様々な方と協力して、一人の患者さんを支えます。たくさんの人材が関わるので、そこで挙がる解決策には色々なパターンがあります。

　経験が浅い医師ほど、問題の解決方法を「こうでなければならない」と、単一のものに絞り込んでしまうものです。そして、そういった自分自身の考えを、相手に押し付けてしまうものです。だから、チームがまとまりません。

　そんな医師も、医療現場の経験を積むことで変わります。様々な経験を通して、何通りもの解決策があることを学びます。そして、自分の意見を強く主張するべきか、自分の意見を主張せずにあえて引くべきか。そんなことを考えながら、議論に参加できるようになるのです。

　そうやって、何通りもの解決策のなかから、その場の状況にあった解決策を柔軟に決定する。そういった場面で、その医師のセンスがわかるものです。自分の気持ちをうまく自制しながら、周りの意見に賛同したり、あえて意見したり。その柔軟な身のこなしがあるからこそ、チームがまとまります。

　面白いことに、解決策を見出す際の医師の柔軟性の有無は、その医師の日常生活にも反映されます。つまり、「こうでなければならない」という柔軟性に乏しい医師は、日常生活でも融通の利かない暮らしを送っているものです。逆に、意思決定に柔軟性がある医師は、面白い医師人生を歩み成功するものです。

　人口構造が変わり、これまでの時代とは大きく異なる働き方が求められるこれからの時代。そんな時代に求められるのは、解決策を柔軟に問い求める姿勢です。そういった姿勢を獲得できるかで、君の人生が大きく変わります。君にはそれができると信じています。

明日に使える
ひとこと

解決方法はいくつもある
チーム医療に必要な柔軟な身のこなし
これまでとは違う、これからの時代

上司　何か困ったことはないかな？

この患者さんの治療経過なんですが、
思っていたほど改善しないんです。
自分

上司　そうか、自分の予想と少し違うということだね。

そうなんです。
今週にはもう少しデータが良くなっている予定だったんです。
でも、実際にはそうではなくて・・。
自分

上司　そうかわかった、カルテを見てみよう。

確かにそうだね。
治療選択は間違っていないけれど、
治療の効果はイマイチのようだね。

正直、患者さんの様子をうかがう度に、
わたしの方が不安を感じてしまって仕方ないんです。
自分

上司　そうだろうね。
先生が不安を感じるのは当然だよ。
教えてくれてありがとう。

自分の期待とは違う結果が出ている時は、
自分の組み立てた治療が失敗していると感じてしまって、
不安になるものだよ。

今日こそは患者さんの様子が良くなっていてほしいって、
なんだかプレッシャーに感じてしまうんです。

自分

そうだよね。
そんな、
自分が失敗と感じる物事は、
どんどんほかの人と共有するのがいいね。

上司

今回みたいに僕と共有してくれたのは、
良かったと思うよ。

わたしも、なんだか安心しました。
自分の不安を、誰かに知ってもらって、
なんだかホッとしたっていうか・・・

自分

そうだね。
失敗と感じた物事は、
キミの気持ちを不安にさせるものだよ。

上司

でも、
医師として働いていると、
そんな不安と隣り合わせだよ。

だから、
そんな**不安をどうやってコントロールするか。**
そういったスキルを身につけておくのが
大切だね。

上司　自分の失敗を周りに伝えることは、
一つの方法だよ。

そうやって、
自分のなかに生まれた不安を誰かに共有すると、
不安が軽減する。
そうやって落ち着いた気持ちになって
改めて治療を組み立て直せばいいんだよ。
この患者さんの治療も、一緒に考え直してみよう。

そうやって教えてもらった。
振り返ると、
自分の経験が浅い時ほど、
その不安が大きかった。
でも、少しずつわかっていったことがある。
それは、
医療現場には不安がつきもの。
逆に不安がない現場なんて存在しないっていうこと。
それに、
落ち着いた気持ちで改めて立て直した治療で
患者さんは良くなっていく。
そんなもの。
そうやって、
ドキドキして心配だった物事は、
ちっちゃな過去の出来事に変わっていった。

失敗を共有する勇気

患者さんの病態が良くなっていく様子は、医師にとって心地が良いものです。自分が選択した治療によって患者さんの表情が良くなるので、医師もホッとします。一方、患者さんの病態が思うように改善しない場合、医師は不安を覚えるものです。

君が患者さんを治療するという経験を積むと、わかってくることがあります。それは、病気は同じでも、患者さんごとに薬の効き方や治る経過が微妙に違うということです。正しいはずの治療を選択していても、想像していた経過とは少しズレてしまう。そんなことがあります。

そんな、自分の予想とは異なる事態が起きた時にこそ、医師としての君らしさあるいは才能が発揮されます。というのは、成功する治療の多くは、誰が治療を行っても同じように成功するものです。なぜなら、今は病気の治療に関するガイドラインがあるからです。

病気に対してある程度同じ対応ができるように、色々なガイドラインがあります。そのガイドラインがあることで標準的な治療を行えるので、医師の側としてもとて

も助かります。ですから、ガイドラインに則って治療を行うことには、医師としての才能はあまり発揮されないかもしれません。

医師としての才能は、その治療を行う時の患者さんとのコミュニケーションや、ガイドラインに載っている標準的な治療がうまくいかなかった時の判断・態度にこそ現れるものです。その才能を十分に発揮するうえで大切なことがあります。それが、治療の失敗を共有するということです。言い換えると、医師としての不安を共有するということです。

医療ミスをしてしまったから共有するのは、当たり前です。ここで言う「失敗を共有する」とは、自分の計画通りにいかなかった物事を、誰かと共有するクセをつけるということです。というのも、計画通りに行かず失敗している物事を抱えた君には、必ず心の動揺が

あります。失敗を共有することで、その心の動揺をコントロールするのです。

実は、君の失敗は将来、「なんであんなことで悩んでいたのかな」と思う程度のものに変わったり、あるいは忘れ去られてしまうものです。でも、経験が浅い時には、心が動揺し、本来の君の良さを発揮できない状況になることもあります。自分だけでどうにかしようとしてしまって、自分で自分を追い詰めてしまうこともあるものです。

君の精神的な健康は、君にとっても、患者さんにとっても、とても大事なものです。君が精神的に健康であれば、正しい判断ができます。正しい判断ができれば、仮に今の治療がうまくいかなくとも、正しい方向へ修正できる。失敗を共有することは、それほど大事なのです。

明日に使える
ひとこと

失敗を共有しよう！
それは、患者さんを守るため
それは、君の才能を発揮するため

chapter

5

命と向き合う、
ということ

上司
大丈夫？
患者さんを看取った今日は、
ゆっくり休んだ方がいいよ。

ありがとうございます。
やっぱり寂しいですね。
自分

上司
そうだね。
一つの人生が終わりを迎えたんだからね。
寂しいね。

患者さんの最期に向き合ってみて、
何か感じたかな？

人の命って、
こんなにも静かに終わっていくものかと
思いました。
自分

上司　そうだね。

どんなに名声のある人でも、
どんな過去がある人でも、
静かにすうっと最期を迎えるね。

これまで何十年も必死に生きてきた、
あの人生はいったい何だったのか。
そんな風に感じてしまいます。
自分

それに、
患者さんが教えてくれたんです。

自分

若い頃は、
物にばかり惹かれていたけれど、
どんな物を手にしても、
結局自分の心は満たされない。

でも、
愛だけは違ったって。
自分の人生を通して得たかったものは、
結局、人からの愛だったんだ。

そう教えてくれました。

上司

キミが真剣に患者さんに向き合ったから、
教えてくれたんだろうね。

この先生には伝える意味があると
思ってくれたんだろうね。

そんなわたしは、
その後も
様々な患者さんの最期に向き合った。

愛に恵まれた人生もあれば、
そうでない人生もある。

そんな経験を通して、
患者さんの幸せを追求する医療に携わる者として、
せめて自分にできることは何かを考えるようになった
わたし。

そんなわたしに
今できること。

それは、
愛をもって
患者さんに携わること。

だから、こうして
患者さんの最期を
必死に考えるようになった。

もしも自分が最期を迎える時に、
どんな医師にかかわってもらいたいだろう？

わたしは、
そんな医師になれているのかな。

最期の場所の選択

君が担当している患者さんが亡くなる時、その患者さんが最期を迎える場所にどこを選択するか、ということを考えるでしょう。そういった、人の命を考える機会は必ず君を成長させます。医師としてだけでなく、人として成長できる貴重な機会です。

最期を迎えようとしている患者さんは、君よりも人生経験が豊富な場合もあるでしょう。あるいは、生まれたばかりの赤ちゃんの場合もあるかもしれません。それに、不慮の事故で最期を迎えざるをえなかった患者さんもいるはずです。

人の最期は、とても静かに、すうっと終わりを迎えます。どんなに名声のある人も、どんな過去がある人も、最期は静かにすうっと終わるものです。医師として、そういった最期に向き合う経験を通して、人として生きることの意味を考える機会を得るのです。

患者さんの最期に向き合う経験は、命の尊さや儚さを教えてくれる一方で、そのことへの感覚を麻痺させてしまうこともあります。

初心を忘れて、いつしか敬意をもって命に向き合えなくなるということです。そんな風に命への態度を誤らないようにしてもらいたいです。

君なら、人生が終わろうとする時、どんな場所で最期を迎えたいですか？ 病院ですか？ それとも自宅ですか？ その選択に正解はありません。ただ、患者さんの幸福を医療が追求するのならば、患者さんが望む場所を最期の場所に選択してあげたい。そう思います。

そして、患者さんが最期を迎える時には、患者さんのこれまでの人生に触れてみてください。命を与えられて、どんな愛に恵まれて人生を歩んでこられたか。そこには、愛に恵まれた人生もあれば、そうでない人生もあるでしょう。

この世に生を受けても愛を与えられずに過ごすことほど残酷なことはない。そうやって、愛と人との関わりを学びます。

このように、患者さんの最期を真剣に考えることを通して、愛によって様々に形作られる人生を改めて理解するようになります。そして、どんな人生であっても、その最期の瞬間には愛を感じてもらいたいと思うものです。だからこそ、最期に立ち会う医療者として、何ができるかを考えます。

患者さんの最期に向き合う君は、医師としても、人としても成長します。そんな君も、いつかは最期を迎えます。最期の瞬間に、君はどんな医療者に関わってもらいたいですか？ 君はそんな医療者になっていますか？

明日に使える
ひとこと

敬意をもって命に向き合えていますか
患者さんの人生を考えよう
患者さんの人生に寄り添えていますか

患者
さん 今日も診察に来てくれて、
ありがとう。

毎日先生に会うのが楽しみよ。

どうもありがとうございます。
わたしもお会いするのが楽しみですよ。 自分

患者
さん 病気ってイヤね。

わたしはね、
自分がこんな病気にかかるとは思っていなかったの。

自分でもビックリしちゃったわ。

そうですよね。 自分

病気にかかるって、
突然のことですよね。

患者
さん わたしも、昔は先生みたいに元気いっぱいだったのよ。

周りからは、おてんば娘って言われるほどだったの。

それがね、
歳をとるにつれて、
少しずつ変わっていったわ。

患者
さん

> 昔は、
> 人生はまだまだ永い
> って思ってたけれど、
> 今は違うの。

> 人生って、
> こんなに短いの
> って思うようになったわ。

> 先生、
> 人生は1度きりだから、
> 思う存分楽しんでね。

そうやって
患者さんと触れ合うことで
いろんな人生を教えてもらった。

病院が、
まるで人生相談の学校のよう。

患者
さん

> 先生は若いから、
> これから先が楽しみだねえ。

一つの人生

わからないことばかりで、
毎日必死ですよ（苦笑）

自分

患者
さん

わたしも若い頃は、
必死に働いていたわよ。

10年働いたら一人前になれるかな、
と思って最初の10年必死に頑張ったものよ。

でもね、年をとればとるほど
一人前になれるどころか、
**わからないことだらけってことが
わかるようになったの。**

それから20年、30年、
どんどん歳をとっていったわ。

するとね、
人生これだけ生きていても、
いつまで経っても
一人前にはなれないってことが
わかったの。

そんな先生のような患者さんに、
わたしはいったい何ができるだろう。

一つの人生

君が向き合う患者さんには、一つの人生があります。出生というイベントを乗り越えて、この世の中に生まれてきてくれました。その後、様々な家庭環境のなかで育ち、親を含めたあらゆる人との関係のなかでその人らしさをつくります。愛に恵まれた人生もあれば、そうでない人生もあります。

そんな人生は、時代の影響も受けます。これから大きく発展する希望に満ちた時代で育ったのか。それとも、人口が減少して、社会の生産活動が縮小していく時代で育ったのか。そういった、社会的な背景のなかで、様々な将来への思いを抱きながら人生を歩むのです。

様々な物事の影響を受け、患者さんの人生が形作られます。そのような人生のなかでも、病気にかかるという経験は、患者さんに大きな影響を与える物事です。病気を患うことで不安が高まり、その人自身の心が乱れます。心が乱れるからこそ、人生観に変化をきたしうる。そういうものです。

病気を患うという人生の局面にあたり、君は医師としてどのように患者さんに関わることができるか。目の前の患者さんの表面的な部分しか見えない医師であるのか。それとも、患者さんの人生を感じながら、その人生のなかでの関わりということも考慮しながら患者さんに関われるのか。それにより、医師として患者さんへ提供できるものに、大きな差が生まれます。患者さんへの接し方が変わるということです。

君にとっては、目の前の患者さんは多くの患者さんのなかの一人かもしれません。しかし患者さんにとっては、自分の病気を克服するために関わってくれる大事な支援者の一人です。医師は、患者さんの人生の1ページに携わる人物となるのです。

そんな患者さんは、不安を抱いています。目の前にいる医師が自分の思いを理解してくれる人だろ

うか。命を大切に扱ってくれるだろうか。病気が私の人生に大きな影響を及ぼしている事を理解してくれているだろうか。そんな気持ちを抱いているものです。

そんな不安を抱く患者さんと向き合うにあたり、患者さんの人生を感じながら接することで、君の関わりには深みが出てきます。病気に関わるというよりも、しっかり人に関わるという姿勢が現れます。すると、患者さんの心に同調しながら、患者さんと一緒に病気へ向き合える状況が生まれます。

患者さんに関わる時には、患者さんの人生に関わっていることを忘れないでください。医療者として患者さんに関わるとは、それほど貴重な機会なのです。

明日に使える
ひとこと

病気は、その人の人生に影響を与える
患者さんの人生を感じられるか
患者さんの心に向き合えていますか

先生、
患者さんが不機嫌になって帰ってしまいました。 自分

あの医者には気持ちをわかってもらえないって
看護師さんに言って帰ってしまったそうです。

正直、
わたしには何が悪かったのか
まったくわからないんです。

上司 患者さんは
何がきっかけで気分を害したのか、
わからないってことだね。

教えてくれてありがとう。

そういえば、
2カ月前にも同じようなことがあったね。

そうなんです。 自分

患者さんと話をしていると、
患者さんを怒らせてしまうんです。

何かまずいことを言ってしまったのか・・、
わたしの態度が悪かったのか・・、
自分でも見当がつかないんです・・。

上司　そうか。

患者さんと話す時には、
上級医といっしょに行動するようにしてみよう。

キミにも、
安心して色々な経験を積んでもらいたいからね。

**自分のペースでいいから、
一つひとつこなしていこう。**

医師になって3年目の頃、
患者さんとうまくコミュニケーションがとれなかったわたし。

子どもの頃や医学生の頃は、
そういったことに別に困らなかった。

あまり話をしなくても、
テストでいい点数がとれていれば
それでよかったから。

そうやって、
「よく頑張っているね」って褒めてもらうこともあった。

だから、
医師になった後も
うまくいくと思ってた。

見えるもの、見えないもの

でも、それは違ったの。

医師として働くって、
思ってたよりもずっと大変。

色んな人と話をしないといけない。
もちろん、
患者さんとも話をしないといけない。

そうやって次第に自分らしさに気づいていった。

そんなわたしが
今こうやって医師ができているのは、
周りに理解してくれる人がいたから。

わたしらしさを認めてもらって、
ゆっくり少しずつ変わっていったわたし。

患者
さん

先生、ありがとうございます。

先生に会うとホッとするわ。

そう言ってもらえて、嬉しいですよ。

自分

見えるもの、見えないもの

君が命と向き合い、患者さんにとって頼れる医師になるために、身につけてもらいたいこと。それは、見えないものを感じられる力です。

これまで君は、偏差値やテストの点数など、目で見えるものを頼って生きてきたかもしれません。そんな環境で育ったために、数値が高いことが人間としての価値と勘違いしている人も少なくありません。

これから社会で生きるなかでは、そういった見えるものよりも、見えないものの方が君の評価を左右します。見えないものとは、相手の心を察する能力であったり、その場の雰囲気を判断できる能力であったり、時代の流れを理解する能力であったりします。

そういった、目で見えないものを嗅ぎ分ける能力が非常に大切なことは、社会で成功している多くの方がご存知です。どうして子どもの頃から、そういったことを教えてくれなかったのか。日本で働く社会人のなかには、そんな風に思っている人もたくさんいます。

目で見えないものを可視化して、理解しやすい形に変えようとする動きもあります。でも、見えないものを感じられる人からすると、「可視化しなくても、そりゃわかるよ」という世界です。

例えば、相手の気持ちや場の雰囲気を感じたり、感情を探ることが得意な方がいらっしゃいます。そういった方は、別にそれを自然にこなして生きています。見えない物事をいくら可視化しても、それを自然に理解できる方にはかないません。そういうものです。

では、見えないものを感じるためには、どうしたらいいのでしょうか。感じられない世界を感じるには、どうしたらいいでしょうか。それは、変化や異質なものを恐れず、様々な経験を積むということです。

人には同じ状態でいようとする

心が備わっています。だからこそ、変化を恐れ、異質なものを排除しようとします。生き物の性質ですから、仕方がないことです。それは、生きるために人間が身につけた本能です。

人としてそういった性質をもつことを理解したうえで、様々な変化をあえて経験してみてください。医療は新しいことの連続です。患者さんも一人として同じ人はいません。常に違うことの連続なのです。

そうやって色々な物事を受け入れるからこそ、様々な感性を身につけられます。そういう経験を積んでいくと、いつしか君も「なんでコレが見えないの？」という気持ちを抱くようになります。それは、君が成長した証拠です。そんな感性をもちながら、患者さんに向き合ってください。

明日に使える
ひとこと

見えないものを感じる
変化を恐れず、経験を積む
見えなかったものも、見えるようになる

上司　患者さんの退院の調整は進んでいるかな？

それが、なかなか進まないですね。
支援できる身内の方がいらっしゃらなくて・・。　自分

上司　家族の存在は大切だね。

施設を探すにしても、
時間がかかるだろうね。

これまで順風満帆の人生だった患者さんに、
こんな生活が待っているなんて、
人が生きる意味を考えてしまいます・・。　自分

上司　医師として働くと、
いろんな患者さんの
いろんな人生と向き合うことになるね。

人の幸せとは何か。

医師として働くようになってから、
そんなことを考える機会が多くなった。

治療をしながらも、
病気で苦しみ続ける患者さんを目にすることもある。

このまま治療を続けることが
本当に患者さんの人生にとって
幸せなのか。

そんなシーンもある。

病気のことだけではなくて、
患者さんの生活を考えることもある。

患者さんにとって
どんな場所で生活することが
患者さんの幸せにつながるのか。

家族と一緒に生活できるのか。
一人で孤独な生活をするのか。
そうやって、
やっぱり生きる意味を考える。

患者さんのことや
社会のことを知るようになって、
わたし自身のことを考えるようになった。

命を与えられて、
生まれてきたわたし。

医師をしながら、
一生懸命生きている。

命のあり方

そんなわたしも、
いつかは最期を迎える。

医療にもきっとお世話になる。

そんな時、
自分の人生を振り返って
どんな人生であれば
幸せと感じるだろう？

どうしたら、
命を受けたことに価値を見出せるだろう？

そう考えた時に、
わたしが思ったこと。

それは、
わたしが誰かに幸せを与えることができた実感があれば、
わたしの人生に価値を見出せるかもしれない、ということ。

だからいま、
一生懸命、
患者さんの幸せを考える
わたし。

命のあり方

医師になったばかりの頃は、患者さんの幸せを追求するほど、心の余裕はないかもしれません。ひたすらがむしゃらに医師としての経験を積みながら、あっという間に時が過ぎていきます。

そうやって様々な経験をした結果、ようやく患者さんの幸福を追求できる心の余裕が現れるものです。すると、命のあり方、命に対する幸福のあり方が、いかに不平等かという現実を改めて感じるようになります。

虐待や貧困といった生活背景のなかで、必死に生きようとする命の存在を知るのです。1日3食の食事をまともに食べさせてもらえない患者さん。身寄りのない患者さん。自分のこれまでの生活からは、想像しえない現実を知るようになります。

医療を通じた様々な関わりを通して、社会を知る。そうやって社会を知るからこそ、自分が提供する医療の姿が見えてきます。それは人がアイデンティティを確立す

る過程と似ています。

人は、社会を感じることで、自分とはどんな人間かということを考えるようになります。そして、自分の価値や能力を理解し、自分らしさに気づくのです。

医師という立場から改めて社会を認識し、医療者という自分の立場を理解するようになります。そして、患者さんの幸福を実現したい、という自分の気持ちに忠実に生きようとするのです。

そうやって患者さんの幸福を追求したい気持ちが育てば育つほど、医療だけでは解決できない問題の大きさ、深さに悩みます。そういった経験をするからこそ、せ

めて医療で届けられる患者さんの幸福は何なのかということを考える心が備わるのです。

この世に生まれてきてくれる時に、どうやって迎えてあげるか。あるいは、最期を迎える時に、どうやってお別れを告げるか。どこまで苦痛を取り除いてあげるか。どこまで治療をするか。せめて医療で提供できる幸福を実現したいと思うからこそ、命のあり方を一生懸命考えるのです。

命に向き合うなかで、君が医師になろうと思った、その意志に対して忠実に生きてください。そうやって、どんな命にも、愛のある人生を経験させてあげてください。

明日に使えるひとこと

医療を通して、社会を知る
社会を知るからこそ、医療を考える
愛のある人生を、愛のある医療を

患者
さん
先生、
ありがとうございました。

すっかり体調が良くなりましたよ。

良かったです。
これでまた、趣味のお散歩も再開できますね。
自分

患者
さん
そうなの。
自分でも楽しみにしているの。

また病気で困ることがあったら、
いらしてください。
自分

患者
さん
そうならないように、
気をつけますね。

そうやって元気に診察室を後にする患者さんを見ていると、
こちらも嬉しくなる。

治療中には見られなかった、その明るい表情を目にすることで、
治療の過程では
必死に不安に耐えていたことが
想像できるようになる。

そんな経験を積むと、
自分の診療のスタイルも変わってくる。

154

患者さんは、
どんな不安を抱えているんだろう。

患者さんの不安に対して、
自分ができることは
なんだろう。

そんなことを思うようになる。

病気にかかり、
受診してくれた患者さん。

表情は少し固い。
じっとこちらの話を聞いてくれる。

そういった姿から
不安をいっぱいに抱えた
患者さんの心が見えてくる。

そんなときに、
そっと、

「いっしょに乗り越えていきましょう。」

と声をかけると、
患者さんはボロボロ涙を流したの。

治す医療、寄り添う医療

病気によって
自分の生活が一変して
不安に押しつぶされそうになったって、
教えてくれたの。

例えそれが、治らない病気であったとしても、
言葉かけ一つで
患者さんの心は
前を向けるようになる。

そういう世界がある。

患者さんの涙を
何度も何度も経験すると、
患者さんに寄り添えない医療が、
どれほど傲慢なものかを理解するようになる。

治療した気になっていても、
治療できてない医療がある。

そんな医療を提供しないように、
患者さんの目を見るわたし。
「いっしょに考えていきましょう。」

治す医療、寄り添う医療

僕は小児科医として働いていると、時々患者さんのご家族からこんな相談を受けることがあります。「お医者さんのなかには、子どもを見ずに、パソコンばかり見て話をする人がいます。もっと子どもを見てほしい、不安を聞いてほしいと思うけれど、そうもいかないんです」という相談です。

患者さんと向き合わずに、電子カルテと向き合ってしまう医師。特に患者さんを診察するという経験が浅いと、このようになってしまいます。おそらく、医師の側も必死なのだろうとは思います。考えられる病気は何かな？ 薬は何がいいかな？ そんなことを考えながら、必死に記録を残している光景が目に浮かびます。

医療で大事にしたいものは何か、患者さんの病気を治すとはどのようなことか、そういったことを考える機会がなければ、患者さんにこのような態度をとってしまうかもしれません。薬を処方してその場を切り抜けようとする姿勢が身についてしまうかもしれません。だからこそ、医療とは何かを考えてもらいたいと思います。

例えば、抗菌薬を使用して感染症を治す医療があります。優れた医師は、感染症の状態を見極めて抗菌薬を処方するだけでは終わりません。患者さんの不安を傾聴し、治療の見通しを伝えて、医師と患者さんとの間での共通理解を図ります。治す過程には、不安を抱える患者さんに寄り添う、そういう過程があるということです。

あるいは医療のなかには、障がいのように、治すことはできないものもあります。治すことができなくても、障がいで困らないように患者さんを支援し寄り添います。社会的に利用できる支援を紹介したり、生活の工夫をアドバイスしたり、そんな関わりがあります。このように、患者さんを救う医療には、必ず患者さんに寄り添う光景があります。

将来、デジタル機器の画面に、症状、年齢、性別などを入力すれば自動的に病名が出て、治療の選択肢も提示してくれる時代がやってきます。診断して治療をするという過程には、ある一定のパターンがあるからです。でも、そんなデジタルばかりを信じていると、いつの日か痛い目にあいます。機械にも故障というものがあるからです。しかも、故障なんだか、何なのかわからずに、間違いに気づきにくいという厄介な点もあるでしょう。

そんなデジタルな時代だからこそ、人間らしさが重宝されます。君が医師として経験を積むと、きっと見えてくるものがあるでしょう。それは、やっぱり自分が患者さんを直接診て、直接寄り添う以上の医療はないということです。そうやって、自分の感じたところにこそ正解がある、と思えるようになるはずです。

明日に使える
ひとこと

いい医療とは何だろう
患者さんに寄り添う医療を考える
患者さんに向き合う医療を考える

先生、さっきの患者さん、
怒ってばかりいましたね。 自分

わたしたちに怒っても
しょうがないのに。

上司 患者さんは今、
自分のなかで闘っているんだよ。

誰かを攻撃したいから怒るというわけではなく、
やり場のない怒りが込み上げてしまうんだね。

患者さんが病気を受容する過程ということでしょうか？ 自分

上司 そうだね。

でもね、
上司 患者さんが病気をどう受け入れて、
どう生きようとするかは、
実際のところ僕らには理解しえないところがたくさんあると思うよ。

患者さんの気持ちを十分には理解できないだろうけど、
でも理解しようとする姿勢。

それが大事だね。

病気があるところには、
必ず不安や悲しみの感情がある。

患者さんの
そういった感情を理解しようとしていた
わたし。

患者さんの気持ちをわかった気でいた
わたし。

あの頃は、
なんて傲慢だったんだろう。

そうやって思うようになった、
今のわたし。

いろんな現場を経験して思うのは、
患者さんの気持ちは
やっぱりなかなか理解できないっていうこと。

だってそれは、
他人だから。

そうやって、
わかったふりをしていたことに
申し訳なさを感じるようになった
わたし。

受容と葛藤

**患者さんの気持ちはわからないけれど、
力になりたいっていう気持ちは本当。**

だから今はもう、
患者さんの気持ちをわかったかのように
厚かましく振る舞うことはしない。

ただ、
患者さんの気持ちをわかりたい
という心をもって、
そっと寄り添うようになった
わたし。

若い
医師

先生、
あの患者さんはなんだかイライラしていましたけど、
病気を受容しようとしている過程なんでしょうか？

どうかな。　自分

患者さんの感情がどうであれ、
こちらはそっと寄り添うスタンスを変えずにいきましょう。

受容と葛藤

人が障がいや病気を患うようになった時、その障がいを理解し受け入れ、障がいと共に生きていこうとするまでには、一定の過程があるとされています。

自分に何が起きたのかを理解できない状態から始まり、自分の障がいを認めようとしない時期を経験する。そして、悲しみや怒りを抱く時期を経て、障がいと折り合いをつけて生活しようとしながら、前向きに生きていこうとする姿勢が生まれます。

ただもちろん、障がいや病気をどのようにとらえて生きていこうとするかは、人それぞれです。障がいや病気を受容する過程も、キレイに順序立って進んでいくわけではないのが現実です。

患者さんに向き合う君に望むのは、患者さんの気持ちを理解できていないかもしれないと思うことです。そうやって、わからないなりにも、そっと寄り添うことの大切さを理解してもらいたいと思います。

患者さんのなかには、自分のなかに沸き起こる感情に翻弄されてしまう人もいます。やり場のない怒りを医療者にぶつけてしまうこともあるでしょう。それは、患者さんが病気や障がいを通して、もがき苦しんでいる証拠です。

君が医師として働くなかで、怒りの感情をぶつけてくる患者さんに遭遇するかもしれません。そういった時に、患者さんの怒りをそのまま真に受けてしまっては、患者さんが本当に求めているものに気付けなくなってしまいます。

患者さんが本当に必要としているのは、そっと寄り添ってくれる存在です。何かをしてほしいというよりも、ふとした瞬間に不安があらわれる自分をそっと受け止めてもらいたいということもあるのです。

君がその障がいや病気をもっていなければ、患者さんの気持ちを完全に理解することは不可能です。患者さんを理解したくとも、理解することができない。そういったもどかしい気持ちを抱きながらも、患者さんにそっと寄り添い続けること。それが、医療者にできるせめてもの関わりです。

患者さんを理解できると思ってしまっている人ほど、全然患者さんの気持ちに寄り添えていないものです。人の気持ちはそんなに容易に理解できるものではありません。患者さんは、自分の想像をはるかに超える辛い気持ちを抱えているかもしれない。それでも、自分にできることはないだろうか。そうやって患者さんに向き合ってみてください。

明日に使える
ひとこと

コントロールできない感情があるもの
理解できないこともある
せめて寄り添うという気持ちを大切に

161

上司　大丈夫かい？

やっぱり、
最期を迎えるのは
辛いですね。　　　自分

人生って平等ではないですよね。

生まれてきてくれたのに、
こんなに早く人生が終わってしまうなんて
残酷だなって思います。

上司　そうだね。

だからこそ、
どんな命であっても、
みんなのあたたかい愛を感じてもらいたいね。

お母さんにそっと声をかけられる。

お父さんに体に触れてもらう。

そういった関わりで
愛を感じてもらいたいね。

そうですね。　　自分

生まれてきたお子さんに関わっていたお母さんやお父さんの様子が、
すっかり変わっていくのがわかりました。

上司

子どもと一緒に、
親御さんも成長するということだよね。

でもね、
それは親御さんだけじゃないんだよ。

短命な命と関わることで、
キミ自身もずいぶん変わったと思うよ。

そうですか。
自分ではわからないですね。　自分

上司

医師は、
患者さんに医療を提供するという立場になると、
どうしても一方的に医療を押し付けてしまうことにもなりかねないんだ。

でも、
みんなで一生懸命患者さんの生きることを考える機会は、
そういった一方的な医療を改める機会にもなるね。

命を真剣に考えるからこそ、
本当に医療があるべき姿を追求することにつながるんだよ。

子どもの成長と、親の成長

確かに、
これが良い医療だろうと思って、
医師のエゴを押し付けてしまうこともあるかもしれません。

自分

上司　そうだね。

患者さんの気持ちが置いてきぼりになってしまって、
一体何を求めて医療をしているんだろう
っていうことにもなりかねないよね。

今回の患者さんやご家族とのやりとりを通じて、
患者さんを中心にした医療を学んだんじゃないかな。

キミ自身がずいぶん成長したと思うよ。

そうやって、
命と医療のあり方を学ばせていただいた。

そうやって、
少しずつ変わるわたし。

患者さんの医療を考えながら、
患者さんに感謝する自分。

そういった姿勢が生まれたのも、
あの頃の経験があったからこそ。

子どもの成長と、親の成長

君が医師として触れ合う命には、まだ幼い子どもの命もあるでしょう。しかも、そんな子どもの命のなかには、命を与えられたにもかかわらず、誕生後すぐにその命を終えてしまうケースもあります。

そういった短命な患者さんの人生に向き合う経験を通して、生まれてきてくれた命に、何を提供したいかということを真剣に考えるようになります。そして、そんな患者さんに愛を提供したいと思うはずです。

人として生まれたからには、愛を感じてもらいたい。不平等な世の中であっても、どんな境遇に生まれてきても、愛を注がれるという経験をもってほしい。医療現場は、そういった思いで溢れています。

その愛を患者さんに注げる時間が、あとどれだけ残されているのか。あとどれだけ一緒にいられるのか。そういった思いを患者さんのご家族と共有しながら、最期に向けた準備をします。

そういった愛を注ぐ現場を経験することで、気づくことがあります。それは、愛を注ごうとすることで、人は成長するということです。子どもに愛を注ぐ親と同様に、患者さんに愛を注ごうとする医療者もまた、確実に成長します。

その成長は、数値で表せるようなものではありません。でも、患者さんに触れ合う姿勢や、周囲の医療者と共に働く姿勢に変化がみられます。そっと寄り添う、そっと言葉をかける。何気ない仕草の一つひとつが洗練され、医師としての深みがでるのです。

でも、その成長には、自分自身では気づきにくいものです。ただ、上級医はそのことを感じ、自分のことのように嬉しい気持ちを抱きます。また一歩成長してくれた。そんな気持ちでいるものです。

君の周りには、患者さんや医療者から慕われる医師がいると思います。その人が他人にどのように愛を提供しているかを観察してみてください。そこには、相手に自分の気持ちを押し付けるような姿勢はなく、相手を受け入れようとする姿勢があるはずです。

医療は一方的に提供すればよいというものではありません。相手の思いを受け入れながら、相手にあった医療を提供する。そういった愛が必要です。そうやって、患者さんに愛を提供しながら、君らしさを磨いてください。

患者さんに愛を注ぎながら、医師として君の心が育つ。そしていつか、患者さんに感謝できる心の余裕が生まれるはずです。楽しみにしていてください。

明日に使える
ひとこと

命に対して愛を注ぐ
愛を注ぎながら、医師も成長する
患者さんに感謝できる医師に

若い
医師　何科に決めた？

若い
医師　この病院に残る？

そんなセリフが　流行ってる・・。

上司　大丈夫か？
　　　どうした？
　　　そんなにボーっと歩いて。

あ、先生。
すみません、
ちょっと考え事していました・・。　　　　　　　自分
わたしって、本当に
医師に向いているのかなぁって・・・。

上司　仕事、頑張り過ぎてないか？

そんなことないですよ。
でも、
休んでいるつもりなんですけど、　　　　　　　自分
なんだか疲れがとれないんですよね・・。

上司　そうか、
　　　わたしからチームのみんなに相談してみよう。

上司

**しっかり休んで、
キミらしさが戻ったら、
また頑張ればいいさ。**
僕にも、同じような経験はあるよ。

上司

そうですか・・。 自分

そうやって
しばらく休んだの。

それに、
色んな人にわたしの話を聞いてもらった。

そうしたら、
だんだん
疲れも悩みもなくなっていった。

そうやって、
だんだん
忘れていた自分が戻ってきた。

患者さんのために働きたい自分。
なんだか未来に挑戦したい自分。
そんな自分が戻ってきたの。

君は、医師に相応しいか

それは、わたしが医師になろうと決めた頃に感じた気持ち。
そうそう、
わたし、こんな気持ちをもってたんだ。

同僚 | 何科に行くか決めた？

うん！ 自分

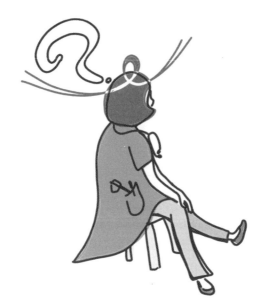

君は、医師に相応しいか

「自分は、医師に相応しいか？」。もしも君がこういった疑問を抱くようになったら、ここの文章だけでも読んでもらえると嬉しいです。僕は医師として働くなかで、様々な医師に出会ってきました。医師の仕事にやりがいを感じ、患者さんを救おうと努力する医師。医師の仕事にやりがいを見出せず、苦痛を感じながら働く医師。本当に色々な医師がいます。

医師になったものの、自分の医師としての価値を見出せなくなる医師もいます。「自分は医師には向いていない」「ほかの職業に転職したい」と思う医師は必ずいます。もしかすると、今この本を手にとってくれている君も、そういう気持ちを抱くようになるかもしれません。

そんな時に試してもらいたいことがあります。それは、誰かにちょっと話してみることです。自分だけで答えを見つけようとせずに、ちょっと他人の視点を借りてみてください。親であったり、友人であったり、周りの同僚でもいいでしょう。君が話しやすいと思う人でいいですから、自分の気持ちをちょっと伝えてみてください。

君には君の良さが必ずあります。不安や悩みがある時には、その君らしさに気づけないものです。あるいは、その君らしさは、これまで君が価値を感じていなかった物事かもしれません。テストの点数とは違う、別の価値を君はもっているものです。

社会人として働くようになると、広い社会を知るようになります。それにより、自分の価値について悩むようになるものです。あらゆる人材がいるなかで、自分だからこそできるものを見出したいと思うかもしれません。そして、いくら考えても、自分のなかにその答えを見出せないことだってあります。

でも、覚えておいてください。君が自分自身の価値を見出せないことは、君に価値がないということではありません。人の価値って、そういうものです。自分の価値って、なかなか自分では気づかないものです。

だから、もしも君が医師に向いていないかもしれないと思ったら、その悩みを色々な人に打ち明けてみてください。自分が気づけなかった、医師としての自分の存在意義に気づけるかもしれません。あるいは、医師としてではなく、ほかの分野に向いている価値を見出せるかもしれません。そうやって、君の生きる意味に気づくことができるようになります。

君には可能性があります。君が気づけていないあらゆる可能性が隠れています。疲れたらゆっくり休んで、焦らずに、時間をかけて君らしさを探してみてください。

明日に使える
ひとこと

自分の価値に気づけないこともある
悩みは、ちょっと打ち明けてみる
君には必ず可能性があります

あとがき

　命に寄り添う医療現場には、正解がない問いがたくさんあります。本書は、そんな医療現場で働く君に、本来の君らしさを発揮してもらいたいという思いをこめてつくりました。素晴らしい君らしさを発揮するには、これからたくさんの患者さんやスタッフとつながっていく必要があります。そうやってあらゆる人とつながるからこそ、本来の君らしさに気づけるようになるものです。

　あらゆる人とつながるために必要なもの。それが、物事を様々な視点から捉えて、そこで生まれる感情を自由自在に操る能力です。そういった柔軟な能力を手に入れるうえで参考になるのが、リベラルアーツです。自分を生かすために必要な学問たちで構成されるリベラルアーツによる学びです。

　ただし、本書では色々な学問の知識を書き連ねることはしません。そうではなくて、あらゆる価値観が錯綜する医療現場で沸き起こる感情をコントロールし、心の平静を手に入れるための学びを提供しました。そういったヒントを通して、様々な感情のなかで本来の君らしさを発揮してもらいたいと思います。

　最後に、本書の執筆にあたり一つのチームとしていつもにこやかに協力してくださった、メジカルビュー社編集部の山田麻祐子様、井上紘一郎様、加賀智子様、石田奈緒美様に厚くお礼を申し上げます。皆様といっしょに協力しながら、本書を一つの作品として作り上げる過程は、僕にとってとても心地よいものでした。ありがとうございました。

2022 年 4 月

湯浅正太

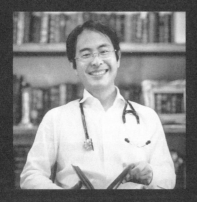

湯浅　正太

（ゆあさ　しょうた）

1981年生まれ。
小児科医（小児科専門医、小児神経専門医、てんかん専門医）。
作家。代表作は、絵本『みんなとおなじくできないよ　障がいのあるおとうととボクのはなし』（日本図書センター）。
一般社団法人Yukuri-te（ゆくりて）（※ 親子のつながる力を育み支援する団体）　代表理事。

※以下、家族に障がいや病気のある子どもがいる場合、その兄弟姉妹のことを「きょうだい児」と記します。

　自身はきょうだい児という立場で育つ。障がいや偏見を身近に感じながら、心を育てる教育の必要性を強く感じる。そして、障がい児やきょうだい児の生きやすい社会をつくりたいと考えるようになり、小児科医を志す。

　高知大学医学部入学後、多様性を学ぶために1年間休学して海外に留学する。大学卒業後、障がいに関わる医療を学ぶために、自治医科大学附属病院、亀田総合病院、国立精神・神経医療研究センター病院で研修を積む。その後、亀田総合病院での勤務を経て、現在同院小児科部長。

　病院に勤務する傍ら、一般社団法人Yukuri-teを設立。法人の活動を通して、親子のつながる力を育み子どもたちの豊かな心をつくりだす情報を提供。障がい児やきょうだい児も含めた、様々な子どもたちへの支援に取り組む。

一般社団法人
Yukuri-te（ゆくりて）
ホームページURL
https://yukurite.jp/

ものがたりで考える

医師のためのリベラルアーツ

感情に触れる医師が働き方改革時代に身につけたい倫理観

2022年6月10日　第1版第1刷発行
2023年6月10日　　　　　第2刷発行

■著　者　湯浅正太　　ゆあさ　しょうた

■発行者　吉田富生

■発行所　株式会社メジカルビュー社
　　　　　〒162-0845 東京都新宿区市谷本村町2-30
　　　　　電話　03(5228)2050(代表)
　　　　　ホームページ https://www.medicalview.co.jp/

　　　　　営業部　FAX 03(5228)2059
　　　　　　　　　E-mail eigyo@medicalview.co.jp

　　　　　編集部　FAX 03(5228)2062
　　　　　　　　　E-mail ed@medicalview.co.jp

■印刷所　三美印刷株式会社

ISBN978-4-7583-1308-7 C3047

©MEDICAL VIEW, 2022. Printed in Japan